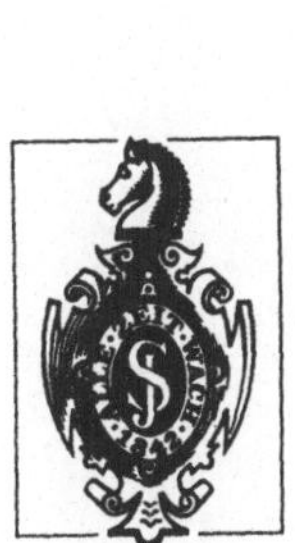

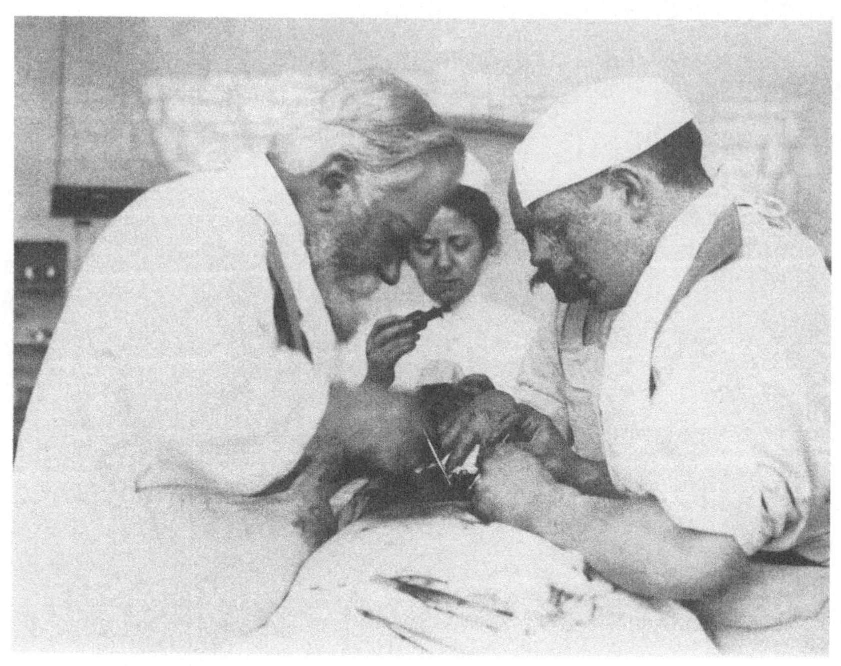

Vincenz Czerny bei einem operativen Eingriff um 1910

Herbert Amberger
Mechthild Amberger-Lahrmann

Krebschirurgie in Heidelberg

Eine historische Skizze

Springer-Verlag
Berlin Heidelberg New York
London Paris Tokyo

Priv. Doz. Dr. med. habil. HERBERT AMBERGER
Chirurgische Universitätsklinik
Im Neuenheimer Feld 110
D-6900 Heidelberg

Dr. med. MECHTHILD AMBERGER-LAHRMANN
Kapellenweg 20
D-6900 Heidelberg

Mit 48 Abbildungen

ISBN-13:978-3-540-16929-1   e-ISBN-13:978-3-642-82878-2
DOI: 10.1007/978-3-642-82878-2

CIP-Kurztitelaufnahme der Deutschen Bibliothek
Amberger Herbert:
Krebschirurgie in Heidelberg: e. histor. Skizze
Herbert Amberger; Mechthild Amberger-Lahrmann
Berlin; Heidelberg; New York; London; Paris; Tokyo
Springer, 1986
ISBN-13:978-3-540-16929-1

NE: Amberger-Lahrmann, Mechthild

GELEITWORT

"Aus Tradition in die Zukunft", der Wahlspruch der Universität Heidelberg anläßlich ihres Bestehens über sechs Jahrhunderte, gilt in gleichem Maße für die Chirurgische Klinik dieser Universität. Gedanken, Erfahrungen und Entwicklungen auf dem Gebiet der Krebsforschung und Krebsbehandlung in Heidelberg sind auch heute Triebfedern für eine Vielzahl von Arbeitsschwerpunkten und Projekten in der Onkologie und hier vor allen Dingen in der chirurgischen Onkologie. Die in dieser historischen Skizze der Krebschirurgie in Heidelberg geschilderten wichtigen Beiträge sind bei den heutigen Überlegungen immer wieder gegenwärtig. So bildet die Leitidee von Czerny einer interdisziplinären multimodalen Therapie — um die Jahrhundertwende konzipiert — auch heute ein entscheidendes Arbeitskonzept. Die enge Kooperation mit dem von Karl Heinrich Bauer gegründeten Deutschen Krebsforschungszentrum liefert beste Voraussetzungen für ein kooperatives Planen und Arbeiten, um neue Akzente und Perspektiven in der Krebschirurgie zu setzen.

Das heutige Spektrum der Krebschirurgie reicht von den rein technisch chirurgischen Fragen der Ersatzorganbildung von Magen, Speiseröhre und Mastdarm über die Erprobung multimodaler Therapieverfahren bei Carcinomerkrankungen, wie z.B. dem Speiseröhrenkrebs oder dem Rektum- und Analcarcinom zu Modellversuchen über Rezidiv und Metastasenentstehung, -verhütung und -bekämpfung. So ist auch die Rezidiv- und Metastasenchirurgie ein Schwerpunkt der aktuellen Krebschirurgie in Heidelberg. Präventive Chirurgie bei Präkanzerosen, wie z.B. der Colitis ulcerosa oder dem Barret-Oesophagus, spielen eine ebenso wichtige Rolle wie Überlegungen zur Einschränkung der

Radikalität bei verschiedenen Carcinomeingriffen oder zur Rationalisierung und Systematisierung der Lymphknotenchirurgie. Ein weiterer Schwerpunkt ist sicherlich für die Zukunft auch die locoregionäre Chemotherapie in Verbindung mit anderen chirurgischen Maßnahmen. Auf den "Schultern" großer chirurgischer Persönlichkeiten der Vergangenheit bleibt die Krebschirurgie mit den notwendigen zusätzlichen Verfahren im gesamten interdisziplinären Konzept ein Schwerpunkt der Chirurgie in Heidelberg. Das Tumorzentrum dieser Universität ebenso wie das Deutsche Krebsforschungszentrum stehen flankierend zur Seite. Die Geschichte der Krebschirurgie in Heidelberg ist somit gleichzeitig eine Verpflichtung entsprechend dem Leitsatz der Chirurgischen Universitätsklinik Heidelberg: "Virtute et exemplo".

Sommer 1986

Prof. Dr. med. Christian Herfarth
Direktor der Chirurgischen
Universitätsklinik Heidelberg
1. Vorsitzender des Tumorzentrums
Heidelberg/Mannheim

VORWORT

Jede kulturelle Epoche der Geschichte hat ihre eigene, für sie charakteristische Krankheit. Der Aussatz war die Krankheit des Altertums mit seiner strengen Schichtung zwischen Freien und Sklaven. Diese Krankheit ist nicht nur zurückgegangen, sie ist fast verschwunden, zusammen mit der Sklaverei, wobei eine erfolgreiche Behandlung erst in jüngster Zeit gefunden wurde. Die Pest ist die Krankheit des Mittelalters und wird heute oftmals retrospektiv mit dem Fleckfieber identifiziert. Die an der Seuche Erkrankten lebten in unhygienischen Städten, im festen Glauben an die Geißel Gottes, gegen die jede Abwehr erfolglos bleiben mußte. Die Syphilis beherrscht die leichtlebige und sinnliche Welt der Renaissance, die wieder an körperlichen Genüssen Freude sucht und findet. Der Sankt Veits-Tanz ist ein Kind des Barock mit seiner großen Gebärde und schwungvollen Bewegung. Die Tuberkulose blüht im 19. Jahrhundert, als durch die Entwicklung der Industrie die Landbevölkerung in die engen Arbeiterviertel der Großstädte strömt, und die Erkrankung den besten Boden für ihre Ausbreitung findet. Mit der Entdeckung des Streptomycins hat sie in der industrialisierten Welt weitgehend ihr Ende gefunden.

Der Krebs ist nach der Arteriosklerose die Krankheit des 20. Jahrhunderts und rangiert als Todesursache Nr. 2. Die Zunahme exogener Noxen (vorwiegend durch Inhalation von Tabakrauch!), die Verlängerung der durchschnittlichen Lebensdauer, bedingt durch die Erfolge der modernen Medizin, sowie auch die fragliche Fülle der psychischen Insulte, denen der heutige Mensch ausgeliefert ist, dürften die wesentliche Grundlage abgeben. Unter den Behandlungsverfahren des Krebses dürfte die Chirurgie als älteste Therapie in rund 60–80% aller Fälle Priorität haben und allein oder in Kombination mit der Radio- und Chemotherapie eine 5jährige Heilchance von 30–50% bieten. Die Exstirpation der bösartigen Geschwülste wurde bereits vor 4000 Jahren in Indien ausgeübt (Ramayana), und zwar mit dem Messer oder dem glühenden Eisen. Leonidas von Alexandrien (etwa 180 n.Chr.) war einer der ersten, der mit dem Messer im Gesunden operierte und somit zeigte, daß er schon wesentliche Eigenschaften dieser Erkrankung richtig zu erkennen und daraus geradezu modern anmutende Konsequenzen für die Heilung zu ziehen vermöchte. Dieser Grundsatz ist auch heute noch oberstes Prinzip jedes operativen Eingriffes bei malignen Tumoren, bei denen nach Möglichkeit auch das loco-regionale Lymphsystem zugleich exstirpiert werden soll. Die radikale Chirurgie des Krebses beginnt letztlich erst im 19. Jahrhundert mit der Einführung von Narkose und Asepsis. Zu dem großen Aufschwung, den die Chirurgie mit diesen Entdeckungen erfahren hat, hat Heidelberg einen ganz entscheidenden Beitrag geleistet, wie das vorliegende Buch aufzeigen möchte.

Die Bezeichnungen Czerny-Brücke, Czerny-Klinik, Czerny-Ring sind vielen Heidelbergern geläufig. Welche nationalen und internationalen Pioniertaten allerdings mit dem Namen Czerny verbunden sind, ist nur wenigen bekannt. Czerny, der Präsident des 1. Internationalen Krebskongresses, ist aber nur ein Beispiel für die zahlreichen Operateure der Heidelberger Chirurgischen Universitätsklinik, von denen jeder auf seine Weise entscheidende Impulse auf dem Gebiet der operativen Krebstherapie gesetzt hat.

Möge die hier vorliegende historische Skizze der Heidelberger Krebschirurgie auch zu dem Wandel im gegenwärtigen interdisziplinären Geschehen für die Krebstherapie der Zukunft beitragen.

Sommer 1986   Prof. Dr. med. Dr. h.c. mult. Fritz Linder
                     emer. Direktor der
                     Chirurgischen Universitätsklinik
                     Heidelberg

INHALT

X

XII

OPERATIVE THERAPIE DES OESOPHAGUSCARCINOMS

Erste Resektion des cervicalen Oesophagus durch Czerny 1877

Lange Zeit galt das Oesophaguscarcinom der operativen Therapie
als unzulänglich. Zwei hauptsächliche Schwierigkeiten stellten
sich einem operativen Eingreifen an der Speiseröhre entgegen:
Einmal das Mißtrauen gegen die Zuverlässigkeit der Naht des
serosalosen Oesophagus, zum anderen die Gefahren der Eröffnung der Pleurahöhle. Grundsätzliche Unterschiede im operativen
Vorgehen infolge des Sitzes des Tumors bedingen eine Trennung
in folgende Gruppen:

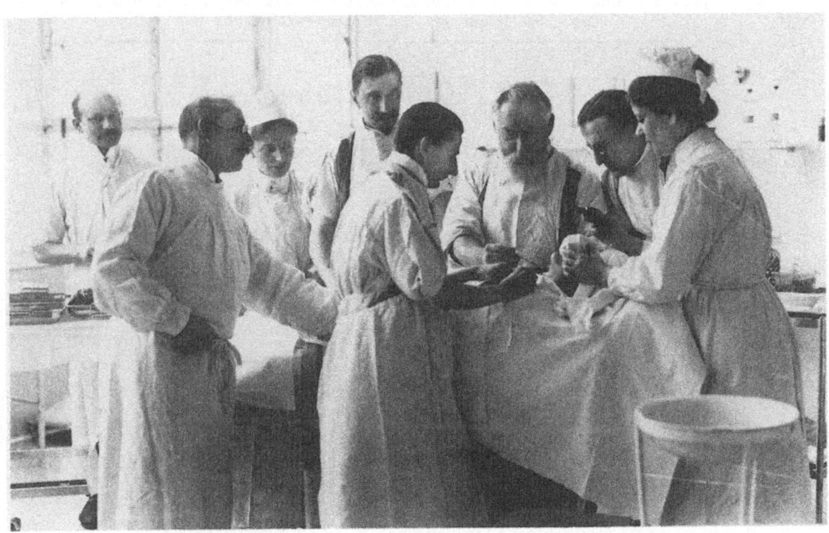

Abb. 1. Czerny bei einem operativen Eingriff am Hals

1

Centralblatt

für

CHIRURGIE

herausgegeben

von

Dr. L. v. Lesser, Dr. M. Schede, Dr. H. Tillmanns

in Berlin.   in Berlin.   in Leipzig.

Vierter Jahrgang.

Wöchentlich eine Nummer. Preis des Jahrgangs 20 Mark, bei halbjähriger Pränumeration. Zu beziehen durch alle Buchhandlungen und Postanstalten.

N⁰ 28.   **Sonnabend, den 14. Juli.**   **1877.**

Inhalt: Czerny, Neue Operationen (Original-Mittheilung). **v. Heuss,** Chirurgisch-pathologische Tafeln. — **Moffatt,** Jahresbericht. — **Guéniot,** Beziehung von Traumen und chirurgischen Krankheiten zur Schwangerschaft. — **v. Ewetzky,** Cylindrome. — **Le Fort,** Behandlung von Muskellähmungen bei Gelenkkrankheiten. — **Wilden,** Behandlung der constitutionellen Lues. — **Birjakow,** Augenkrankheiten bei den Truppen des Kiewer Militärbezirks. — **Abel,** Operation der Ohrpolypen. — **Verneuil,** Verwachsung des Gaumensegels mit der hinteren Pharynxwand. — **Voss,** Tonsillenexstirpationen.

Groszmann, Venengeschwülste. — **Browicz,** Riesenzellen in Syphilomen. — **Giovanni,** Knochendefect bei einem Epileptischen. — **Panas,** Odontom. — **Vittadini,** Hypertrophie des Unterkiefers. — **Gayet,** Blepharoplastik. — **Koeberlé,** Gastrotomie und Ovariotomie wegen Ileus bei Retroversio uteri. — **Cotton,** Ruptur der art. femoralis. — **Bell,** Osteotomie bei deform geheilter Oberschenkelfractur.

Neue Operationen.

Vorläufige Mittheilung

von

Prof. Dr. Czerny in Heidelberg.

Ich habe in diesem Sommersemester folgende, meines Wissens am lebenden Menschen noch nicht gemachte Operationen ausgeführt:

1) Resection des Oesophagus. Wegen eines ringförmigen Carcinoms, welches für die Schlundsonde unpassirbar war, wurde am 2. Mai bei einer 51 jährigen Frau ein Stück von 6 Ctm. aus der ganzen Dicke des Oesophagus entfernt und das untere Ende des Schlundrohres in die Halswunde eingenäht. Die Kranke wurde am 6. Juni geheilt entlassen.

Abb. 2. Publikation über die erste Resektion
des cervikalen Oesophagus durch Czerny 1877

1. Das Carcinom des cervicalen Abschnittes des Oesophagus
2. Das Carcinom des intrathoracalen Abschnittes des Oesophagus
3. Das Carcinom des abdominalen Oesophagus

Im Jahre 1871 wies Theodor Billroth nach, daß man bei großen Hunden Stücke der Speiseröhre ausschneiden könne, und daß letztere nachher wieder gut zusammenheilen unter Bildung einer geringen, leicht dilatierbaren Verengung. Die erste erfolgreiche Entfernung eines Tumors im Halsteil des Oesophagus beim Menschen erfolgte durch Czerny im Jahre 1877 in Heidelberg (Abb. 2).

H. Braun (1878) berichtet in seinen Beiträgen zur Chirurgie des Schlundrohres darüber:

"Am 2. Mai wurde die Operation von Herrn Professor Czerny in der Klinik ausgeführt. In tiefer Narkose der Patientin wurde am vorderen Rande des linken M. sternocleidomastoideus von der Höhe des Zungenbeins, bis gegen die Incisura sterni hinab ein, etwa 8 Ctm. langer, Schnitt geführt. Der M. omohyoideus, welcher in denselben fiel, wurde in der Mitte, ebenso wie die VV. thyreoideae mediae, welche mit ziemlicher Constanz an dieser Stelle quer über den Hals verlaufen, nach ihrer doppelten Unterbindung durchschnitten. Die Schilddrüse, wenig entwickelt, konnte nach oben und innen, die A. thyreoidea superior nach unten gezogen und vor Verletzung bewahrt werden. Erst jetzt war es möglich in der Wand des Oesophagus eine Verdickung zu fühlen, die hinter dem Kehlkopf lag, aber nicht mit ihm verwachsen war, sondern leicht hin- und hergeschoben werden konnte. Zugleich vermochte man jetzt die infiltrirte Partie des Oesophagus nach oben und nach unten deutlich von dem weichen Gewebe der anliegenden Theile abzugränzen, und damit war die Möglichkeit der totalen Entfernung der carcinomatösen Degeneration gegeben. Die Neubildung wurde von der Seite gelöst, die blutenden Gefässe gefasst und unterbunden, der Oesophagus oben etwa in der Gegend seines Ueberganges in den Pharynx abgeschnitten, von der Wirbelsäule getrennt, und zuletzt unterhalb des Kehlkopfes quer abgeschnitten, wobei eine Anzahl in der Wand des Oesophagus verlaufender Gefässe ziemlich stark bluteten und (mit Catgut) unterbunden werden mussten. Das Magenende des Oesophagus wurde mit 8 Nähten an die äussere Haut befestigt, da es leider wegen der Spannung unmöglich war, dasselbe mit dem untern Theile des Pharynx zu vereinigen. Ein Nélaton'scher Katheter mit möglichst weitem Lumen, durch den die Nahrungsmittel eingegossen werden sollten, wurde eingelegt, die Wunde zuerst mit 5% Chlorzinklösung ausgeätzt, dann mit Knopfnähten geschlossen, nachdem 2 Drainröhren, die eine nach oben, die andere nach unten eingeführt waren, und zuletzt mit Salicylwatte und Compressionsbinde bedeckt."

Die Länge des exstirpierten Stückes betrug 6 cm. Das Carcinom, welches circulär gewachsen und dadurch die Lichtung völlig stenosiert hatte, erwies sich histologisch als ein Epithelialcarcinom.

Die postoperative Phase verlief ohne Komplikationen. Der Katheter wurde durch eine weite Schlundsonde ersetzt, die nach acht Tagen ebenfalls entfernt und nur bei Nahrungsaufnahme eingeführt wurde. Czerny sah von dem Versuch, eine Kommunikation zwischen Mund und Oesophagus wiederherzustellen, ab. Ihn hielt anfangs die Gefahr des Rezidivs zurück, später die Tatsache, daß die Patientin mit ihrem Zustand vollkommen zufrieden war. Vier Wochen nach der Operation konnte sie entlassen werden. Es war ihr möglich, eine Kanüle von 2 cm Durchmesser, mit der durch einen kleinen Kautschukschlauch ein Trichter verbunden werden konnte, in den Oesophagus einzuführen und sich Nahrungsmittel (in Form von Milch, Suppen, Brei, fein gehacktem Fleisch und Eiern) selbst einzugießen.

Braun (1878) schließt seinen Bericht zur Chirurgie des Schlundrohrs mit folgenden Worten ab:

"Durch diesen einzigen Fall ist der unumstössliche Beweis geliefert, dass die Resection des Oesophagus bei hochgelegenen Carcinomen ohne allzugrosse Lebensgefahr ausführbar ist und gute Resultate geben kann, jedenfalls bessere, als die Oesophagotomia externa und die Gastrotomie sie bis jetzt bei diesem Leiden zu geben im Stande waren."

Der Enderlensche Zugangsweg zum Oesophagus 1901

Die Möglichkeit einer sicheren Naht des Oesophagus — und das bedeutete einen weiteren Fortschritt in der operativen Therapie des Oesophaguscarcinoms — wurde realisiert durch Eugen Enderlen, Lehrstuhlinhaber der Heidelberger Chirurgie von 1918—1933. Die Infektionsgefährdung des Pleuraraumes bei Insuffizienz einer Naht an der Speiseröhre ließ ihn nach extrapleuralen Umgehungswegen suchen. Seine Idee war es, durch das hintere Mediastinum sich operativ einen Zugang zum Oesophagus zu verschaffen. Anlaß dazu gab die am 6. Oktober 1900 durchgeführte Entfernung eines verschluckten Gebisses aus dem Oeso

phagus. Enderlen ging zur Freilegung des oberen Abschnittes
der Speiseröhre folgendermaßen vor:

Er bildete einen rechteckigen Lappen mit Stielung auf der
rechten Seite vom 3.–9. Brustwirbel, der laterale Rand ging bis
zum Margo vertebralis. Nach Freilegung der Rippen wurden von
der 5.–8. Rippe je 7–10 cm reseziert und die Intercostalmus-
kulatur durchtrennt, so daß die Fascia endothoracica und die
Pleura freilagen. Der Pleurasack wurde stumpf in dem lockeren
Gewebe neben der Wirbelsäule abgelöst. Nach Erreichen der
Vorderfläche der Wirbelkörper konnte er die im Oesophagus
liegende Sonde tasten und den Osophagus leicht darstellen. Zu
seiner Mediastinotomia posterior ließ Enderlen nachstehende
Abbildung zeichnen (Abb. 3), aus der sich erkennen läßt, in

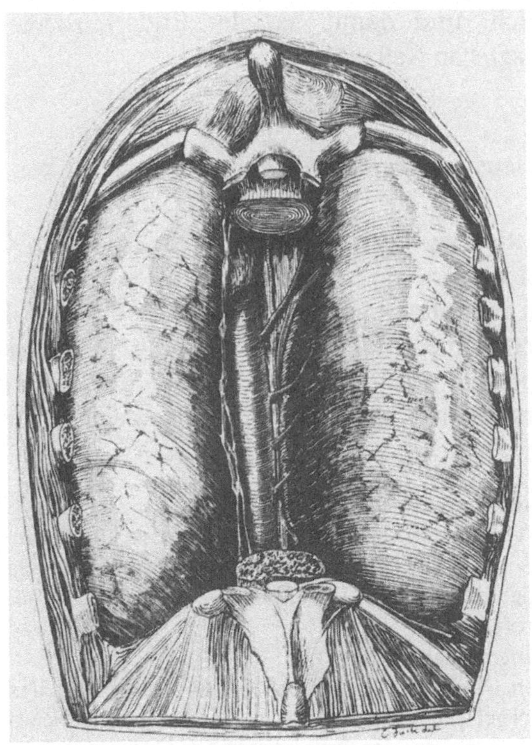

Abb. 3. Der Zugang zum Oesophagus durch das hintere Mediastinum
nach Enderlen (1901)

welcher Tiefe der Oesophagus liegt. Man sieht, daß die rechte
Pleura eine Ausbuchtung hinter dem Oesophagus besitzt, so daß
sie ihn in dem unteren Teil vollkommen verdeckt und nur D.
thoracicus und V. azygos freiläßt. Die von der Aorta abgehenden
Zweige sind die Intercostalarterien. Rechts, dicht an der Aorta
liegt der Vagus, links von der Aorta der Sympathicus. Enderlen
(1901) schreibt dazu:

"Denkt man sich die Wirbelsäule reponirt und nur auf der rechten Seite
der Rippen in der dargestellten Weise entfernt, so wird ohne Weiteres die
Entfernung des Oesophagus von dem Niveau, sowie die geringe Ueber-
sichtlichkeit des ganzen Gebietes klar."

Nach allmählichem Überwinden der mit der Eröffnung der
Pleurahöhle verbundenen Gefahren – 1904 schuf Sauerbruch
ein Druckdifferenzverfahren – wurde ein transpleurales Vorgehen möglich, und damit hat der Enderlensche Zugangsweg
zum Oesophagus an Bedeutung verloren.

Enderlens experimentelle Oesophagusplastiken 1913

In der Folgezeit wurden zahlreiche Verfahren von Oesophagus-
plastiken bei Carcinomen erprobt. Auf diesem Gebiet ist erneut
Enderlen zu erwähnen. In Zusammenarbeit mit Hotz zeigte
er im Tierexperiment die verschiedensten Möglichkeiten einer
Oesophagusplastik auf. Auf der Tagung der Mittelrheinischen
Chirurgenvereinigung, am 7. Juni 1913, berichtet er über seine
Forschungen:

"1). Ausschaltung einer Dünndarmschlinge, Einpflanzung des aboralen
Endes in die Vorder- bzw. Hinterwand des Magens, Durchleiten des Darmes
durch einen Schlitz im Diaphragma (Ränder mit dem Darm vernäht),
Implantation des durchtrennten Ösophagus in das orale Ende; das aborale
Stück wurde invaginiert.
Es trat stets Gangrän der Schlinge ein.
2.) Der besseren Ernährung halber fand keine Einkerbung des Mesenterium
statt; die parallel gelagerten Schenkel wurden durch einen Schlitz im Zwerchfell in die Pleura gezogen, der Ösophagus nach Durchtrennung in die Kuppe
der Schlinge implantiert. Auch da erfolgte Gangrän des Darmes; die Nähte
hielten stets.

3.) Bildung eines Magenschlauches aus der großen Kurvatur, Durchziehen durch das Diaphragma; Implantation der durchtrennten Speiseröhre. Der Magenschlauch war mehrmals nicht genügend ernährt.

4.) Bildung eines Magenschlauches aus der großen Kurvatur, Herumführen um den Rippenbogen, subkutane Weiterführung bis zum oberen Rand der Scapula, nach Eröffnung der Pleura Durchtrennung des Ösophagus oberhalb der Bifurkation und extrapleurale Vereinigung des oralen Speiseröhrenstumpfes mit dem Magenschlauch: Gangrän des Ösophagusendes und des Magenschlauches.

5.) Durchtrennung des Pylorus, Verschluß des Duodenum; Gastroenterostomie mit dem Fundus des Magens. Durchziehen des ganzen Magens (bis auf Fundus) durch die Pleurahöhle und Herausführen der Pars pylorica im Jugulum. Schwere Schädigung der Lunge durch den sich blähenden Magen.

6.) Um einen besser ernährten langen, weniger voluminösen Magenschlauch zu erhalten: Durchtrennung des Pylorus, Bildung des Schlauches aus der kleinen Kurvatur, der Rest wird mit dem Darm verbunden, der Magenzipfel durch die Pleura bis ins Jugulum gezogen und dort fixiert. Durch Ventilwirkung bei der Inspiration trat auch hier starke Magenblähung ein. In den Darm wurde reichlich Luft getrieben." (Enderlen u. Hotz 1913)

Der Gedanke der Verwendung des Magens zur Überbrückung eines Oesophagusdefektes, der unter Punkt 3 angeführte Modus, erschien Enderlen am aussichtsreichsten.

Enderlen durchtrennte den Magen bis nahe an die kleine Kurvatur (Abb. 4a), nachdem anfangs das Lig. gastrocolicum zwecks Mobilisierung des Rohres weit abgetragen war. Der weitklaffende Schlitz wurde fortlaufend in zwei Schichten verschlossen und damit das Rohr gebildet (Abb. 4b); letzteres wurde entweder blind verschlossen und seitlich mit dem Oesophagus anastomosiert, oder die Verbindung beider End-zu-End hergestellt. Der Zwerchfellschlitz wurde schließlich weit mit dem Magenrohr vereinigt, um einen Darmprolaps in die linke Pleurahöhle zu vermeiden. Den Oesophagus legte Enderlen erst nach Bildung des Magenschlauches unter Überdruck frei und resezierte ihn ein beliebiges Stück. Das cardiale Ende verschloß er durch fortlaufende Naht, dann erfolgte die Einstülpung mittels doppelter Tabaksbeutelnaht. Das Schlußbild stellt Fig. 4c dar. Am Menschen führte Enderlen diese Oesophagusplastik jedoch nicht aus.

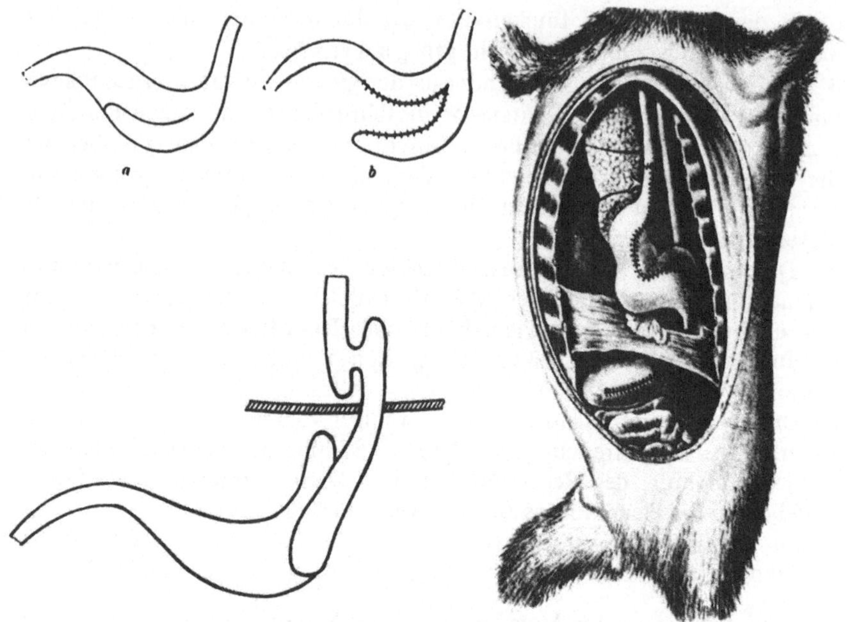

Abb. 4. Oesophagus-Magen-Verbindung beim Hund
durch Bildung eines Rohres aus der großen Kurvatur nach Enderlen (1913)

Die totale Magentransposition
als Oesophagusersatz nach Kirschner 1920
und ihre Renaissance in den 70er Jahren

In der Weiterentwicklung der Oesophagusplastiken bei Carcinom
war das Vorgehen von Martin Kirschner (Lehrstuhlinhaber der
Heidelberger Chirurgischen Klinik von 1933–1942) eines der
bedeutungsvollsten. Bei den vielen verschiedenartigen Operationsmethoden, die damals zur Anwendung kamen, wurde keine
direkte Verbindung zwischen dem Halsteil des Oesophagus und
dem Magen hergestellt. Den Zwischenraum überbrückte man
durch ein oder mehrere Schaltstücke, die aus dem Darm gewonnen wurden. Die direkte Aneinanderlegung und Verbindung
miteinander galt als undurchführbar, weil die beiden in Verbindung zu bringenden Organabschnitte unverhältnismäßig weit

voneinander entfernt lagen (etwa 30 cm) und die durch die
Verlagerung veränderte Ernährung der Organe unmöglich erschien. Martin Kirschner äußerte sich im Jahre 1920 folgendermaßen dazu:

"Ich werde den Beweis erbringen, daß diese Annahme ein unberechtigtes
Vorurteil ist, und dass es sehr wohl möglich ist, den Magen, ohne dass
Ernährungsstörungen auftreten, in einem derartigen Umfange aus seinen
Verbindungen zu lösen und weitgehend halswärts zu verlagern, dass sein
Fundusteil in unmittelbare Nachbarschaft des Halsteiles der Speiseröhre
gebracht werden kann."

Kirschner erbrachte den Beweis. Er entwickelte für diese
Operation eine spezielle Schnittführung, den sog. "Angelhakenschnitt", einen glatten Weichteilschnitt ohne Lappenbildung
und ohne Resektion von Rippen. Dieser durchtrennt schräg den
linken M. rectus und zieht zum 8. I.C.R., der nach Durchtrennung des ihn nach vorne abschließenden Knorpelanteils des
Rippenbogens bis zur hinteren Achsellinie eröffnet wird (Abb. 5).

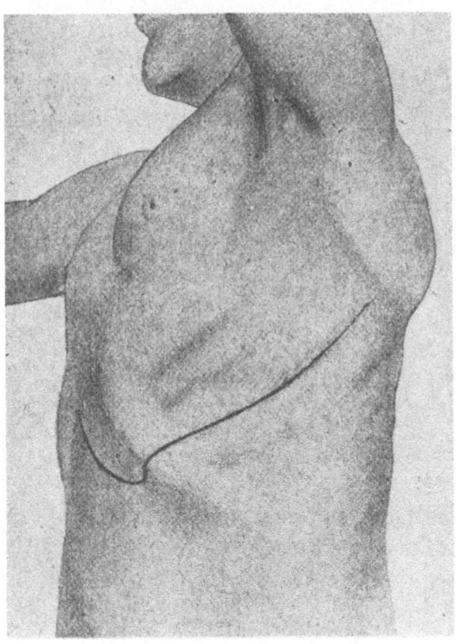

Abb. 5. "Angelhakenschnitt" nach Kirschner (1920)

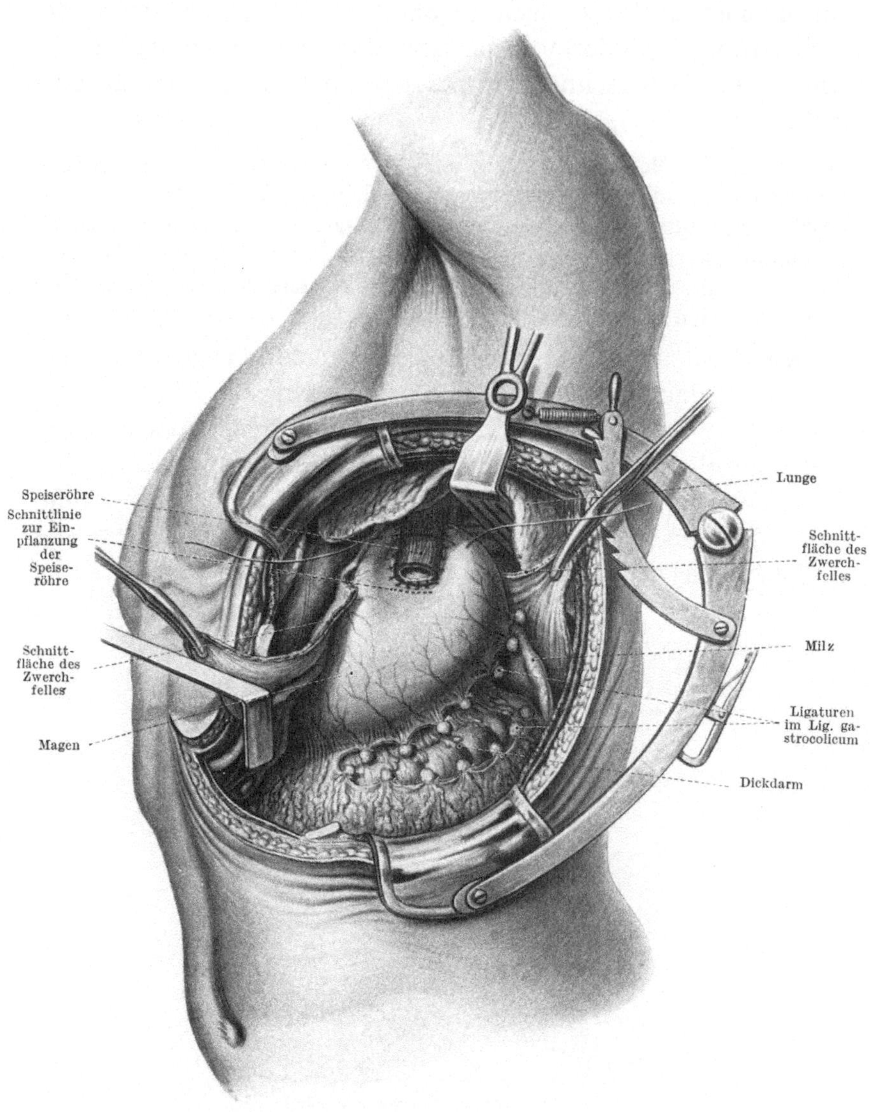

Abb. 6. Die Freilegung der Speiseröhre in ihrem unteren Brust-
und im Bauchabschnitt nach Kirschner (1940)

Mit diesem "Angelhakenschnitt" gelingt es, in jedem für die
Radikaloperation in Frage kommenden Falle unabhängig von der
jeweiligen Höhe des Tumorsitzes, den kranken Oesophagus-
Magen-Abschnitt mit einem ihn oberhalb und unterhalb begren-
zenden, gesunden Schlauchstück in der Kontinuität freizulegen.
Der Rippensperrer stellt bei seiner Spreizung zunächst das
Zwerchfell dar, das in Richtung auf den Hiatus gespalten wird
(Abb. 6).

Die Mobilisierung des Magens geschieht nun folgendermaßen:
Körper- und Fundusteil des Magens werden systematisch von
ihren sämtlichen Verbindungen befreit, indem das Netz an
der kleinen Kurvatur, das Lig. gastricum colicum an der großen
Kurvatur und die an den Fundus herantretenden Gefäße mit
einer Hohlsonde unterfahren und nach doppelter Unterbindung
mit Seidenligaturen durchschnitten werden. Der Magen wird bei
der Mobilisierung ein wenig nach oben, nach unten, pyloruswärts und in die Höhe gezogen. Von größeren Gefäßstämmen

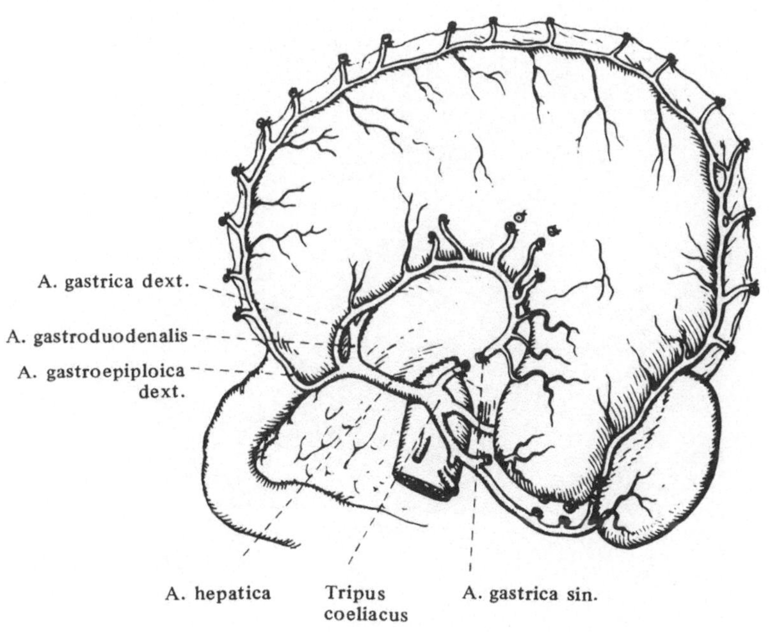

Abb. 7. Mobilisation des Magens nach Kirschner (1920)

werden unterbunden die Vasa gastrica sin., gastroepiploica sin., gastricae breves (aus den Milzgefäßen von hinten an den Magen tretend) und die Rami lienales. Die an der Hinterwand des Magens verlaufende A. und V. lienalis müssen sorgfältig geschont werden (Abb. 7).

Nachdem der Körper, die Cardia und der Fundus des Magens genügend isoliert sind, wird der Magen etwa 4 cm pyloruswärts der Cardia quer durchtrennt, worauf er, nur noch am Pylorus fixiert, weit aus der Laparotomiewunde gezogen wird (Abb. 8).

Die durch die Abtrennung der Cardia entstandene Öffnung wird in der Längsrichtung durch eine doppelte Reihe von Lembertnähten geschlossen. Der Magen wird in warme Kochsalzkompressen eingeschlagen und über den rechten Rippenbogen nach aufwärts geschlagen.

Die Bildung des neuen Speiseweges ist nach Kirschner auf zwei Arten möglich:

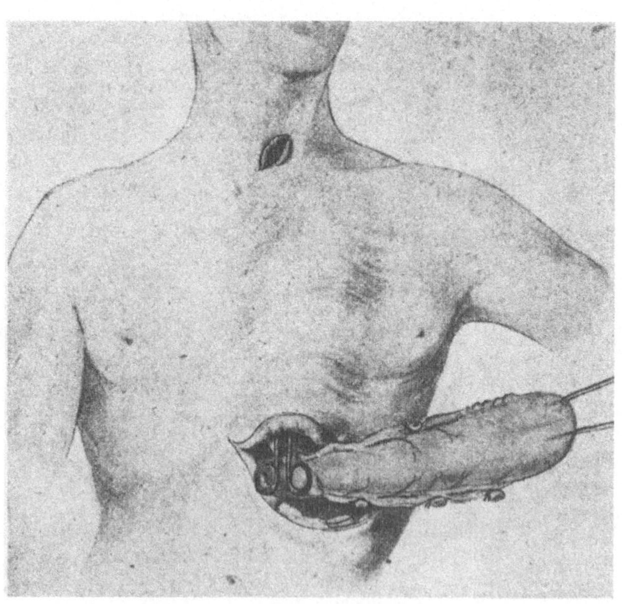

Abb. 8. Extraabdominelle Verlagerung des Magens (Kirschner 1920)

1. Entweder werden die Stümpfe miteinander direkt
   intrathoracal verbunden, oder
2. der orale Stumpf wird am Hals herausgeleitet und mit dem
   antethoracal verlagerten Magen vereinigt.

Kirschner schlug die erste Möglichkeit hauptsächlich für die
im untersten Abschnitt des Oesophagus sitzenden Tumoren vor.
Es wird folgendermaßen vorgegangen:

Dem zirkulär vollkommen freigelegten Ende des Oesophagus
ist eine Länge von 5 cm zu geben, damit er einerseits in möglichster
Länge mit dem Magen in Kontakt kommt und andererseits nicht

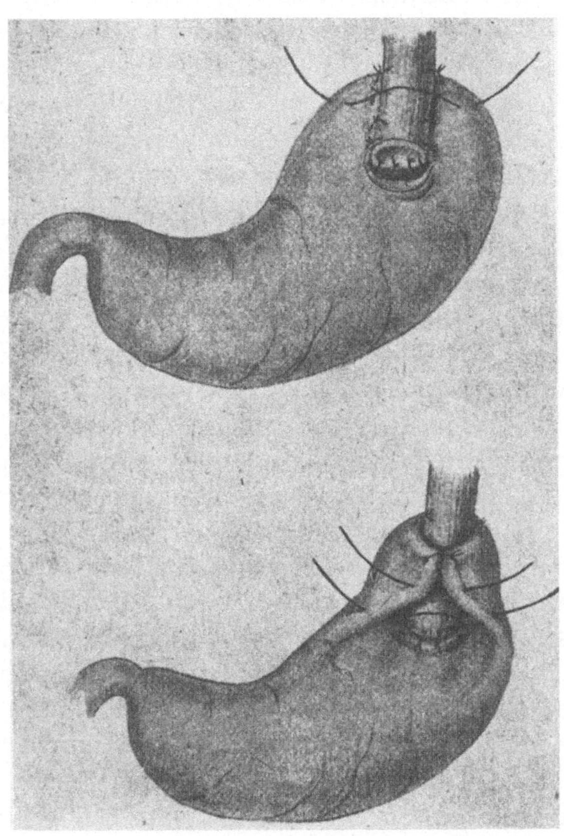

Abb. 9. Osophagogastrostomie (Kirschner 1920)

13

der Nekrose verfällt. Anschließend muß der Magen so weit
mobilisiert werden, daß sich seine Vereinigung mit dem Oesophagus ohne Spannung ausführen läßt. Der Oesophagusstumpf
wird auf die geschlossene Magenwand aufgelegt und auf ihm
mit zahlreichen feinen Seiden-Knopfnähten befestigt, die in
der Längsrichtung zunächst auf der Hinterfläche, im Anschluß
daran an den Seiten und allmählich unter beiderseitiger Faltung
der Magenwand auch auf der Vorderseite angelegt werden
(Abb. 9).

Dann ist die von rechts und links heraufgeworfene Magenwand über dem oralen Teil des Oesophagus in Form eines Witzelschen Kanales zusammenzunähen, wobei die Nähte die Wand der
Speiseröhre oberflächlich mitfassen. Dieses Vorgehen wird
aboral so weit fortgesetzt, bis das hinter den Falten des Magens
noch nicht verschwundene Ende des Oesophagus noch gut zugänglich ist. Der Magen wird jetzt im Bereich des Oesophagus-
endes eröffnet, und die Hinter- und Vorderwand von Magen-
und Speiseröhrenwunde miteinander durch Naht vereinigt,
wobei das Oesophagusende ein kleines Stück in den Magen hinein-
geleitet wird. Darüber wird die den Magen zum Witzelschen
Kanal vereinigende Nahtreihe vollendet. Den Magen heftet man
dort, wo der Oesophagus in ihn eintritt, durch zahlreiche Nähte
fest und fixiert ihn in der Umgebung derartig, daß die Verbindung mit dem Oesophagus völlig entlastet wird. Das Zwerchfell ist bis auf die im Bereich des Hiatus oesophageus gelegene
Durchleitungsstelle des Magens zu vernähen. An der Durchtritts-
stelle wird der Magen im Sinne der Entlastung einer Oesophagus-
verbindung zirkular eingenäht (Abb. 10).

Die zweite Möglichkeit der Wiederherstellung des Speiseweges besteht darin, den intrathoracalen Abschnitt des oralen
Oesophagusstumpfes mundwärts herauszuziehen, am Hals nach
außen zu leiten und unter subcutaner Verlagerung des Magens
die Verbindung mit ihm herzustellen. Das stumpfe Herausziehen
des Speiseröhrenendes gelingt mit Hilfe einer durch den Mund
eingeführten, am Oesophagusende befestigten Sonde. Zur Ver-
meidung einer Infektion des Mediastinums beim Durchziehen
ist der Oesophagusstumpf vorher durch Einstülpungsnähte zu
verschließen. Der mobilisierte Magen wird über den linken

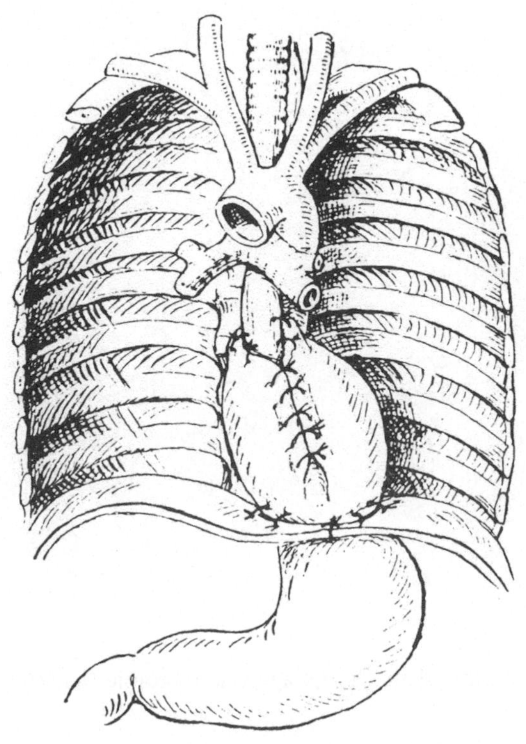

Abb. 10. Situs nach Oesophagusresektion (Kirschner 1920)

Rippenbogen nach aufwärts in gerader Richtung gegen die linke Halsseite emporgezogen. Mit einem Farbstift wird am Magen diejenige Stelle, die sich ohne Zwang am weitesten halswärts verlagern läßt und an der Halshaut diejenige Stelle, an der der Magen am weitesten hinaufreicht, markiert. Die letztere wird inzidiert. Hierauf wird die Haut zwischen dem Laparotomieschnitt und der Halsinzision teils scharf mit dem Messer, teils stumpf mit wiederholt gespreizter großer Kornzange in breiter Ausdehnung tunneliert. Der Tunnel soll in möglichst schräger Richtung von distal innen nach proximal außen verlaufen. Der Magen wird an der angezeichneten Stelle mit zwei Haltefäden versehen, in den Tunnel eingefügt und an der Halswunde herausgeleitet. Das orale Ende des Oesophagus führt man nun in den hervorgezogenen Magenzipfel ein oder verbindet es mit dem Magen unter Bildung eines Witzelschen Fistelkanals (Abb. 11.).

15

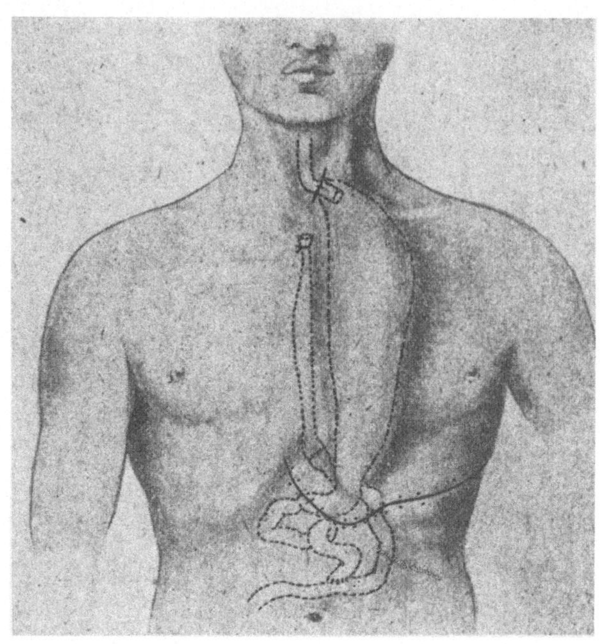

Abb. 11. Antethorakale Oesophago-Gastrostomie (Kirschner 1920)

Kirschner empfahl diese antethoracale subcutane Verlagerung des Magens in erster Linie bei hochsitzenden Oesophaguscarcinomen.

Kirschner erregte mit diesem neuen Verfahren der Oesophagoplastik, das er am 9. April 1920 auf dem 44. Kongreß der Deutschen Gesellschaft für Chirurgie vortrug, großes Aufsehen in der chirurgischen Fachwelt. Obwohl die beiden ersten von Kirschner nach dieser neuen Operationsmethode operierten Patienten mit Oesophaguscarcinom starben, wurde Kirschners totale Magenverlagerung auch in anderen Kliniken angewandt. Auf der Suche nach neuen operativen Möglichkeiten der Therapie des Oesophaguscarcinoms geriet jedoch diese Methode nahezu in Vergessenheit. Erst in den letzten 10 Jahren, in denen die Oesophaguschirurgie vornehmlich von ostasiatischen Chirurgen (Ohsawa, Nakayama, Ong) aufgrund des häufigen Vorkommens des Oesophaguscarcinoms in Ostasien weiterentwickelt wurde, erlebt die von Kirschner inaugurierte Magentransposition eine Renaissance.

Oesophagusplastik durch Colon 1962

Die zunehmende Erkenntnis, daß beim Kirschnerschen Operationsverfahren eine postoperative peptische Oesophagitis auftrat, lenkte die Aufmerksamkeit auf die Verwendung von Dünn- oder Dickdarm zur Anastomose. Fritz Linder (Lehrstuhlinhaber der Heidelberger Chirurgischen Klinik von 1962–1981) zeigte erstmals in Deutschland zusammen mit Hecker im Jahre 1962 ein in der operativen Therapie des Oesophaguscarcinoms neues erfolgreiches Vorgehen auf, das bereits 1911 von Vuillet und Kelling angegeben worden war – den plastischen Oesophagusersatz durch Colon. Er begründete die wesentlichen Vorteile des Dickdarms beim Ersatz der Speiseröhre gegenüber Magen und Dünndarm folgendermaßen:
1. Die Oesophagogastrostomie ist häufig durch eine Refluxoesophagitis belastet, welche selbst durch besseren Abfluß mit Hilfe einer Pyloroplastik schwer beeinflußbar erscheint. Außerdem kann die Weite des intrathoracal verlagerten Magenschlauches mit seinem schwankenden Füllungszustand cardio-respiratorische Beeinträchtigung hervorrufen.
2. Infolge seiner Gefäßversorgung läßt sich der Dünndarm in 25–30% der Fälle nicht weit genug mobilisieren, um den Hals ohne Spannungen zu erreichen. Gegenüber der Salzsäure des Magens besitzt die Dünndarmschleimhaut nicht die gleiche Widerstandskraft wie das Colon.
3. Der Dickdarm besitzt kräftige Arterien und eine nahe am Darm verlaufende Randarkade. Hierdurch kann ein Segment bis zur Hälfte der gesamten Colonlänge isoliert und unter wesentlich geringerer Nekrosegefahr als beim Dünndarn bis zum Pharynx verlagert werden.

Der isolierte Dickdarmabschnitt behält sein pharmakologisches Reaktionsvermögen. Tierexperimentelle Untersuchungen von Neville und Clowes (1958) zeigten nach Coloninterposition zwischen Oesophagus und Magen weder eine Oesophagitis noch eine Colitis oder Gastritis.

Linder führte die Oesophagus-Colonplastiken in einer Sitzung durch. Das Transplantat führte Linder retrosternal zum Hals. Die Dickdarm-Magenanastomose legte er an die Vorderwand des

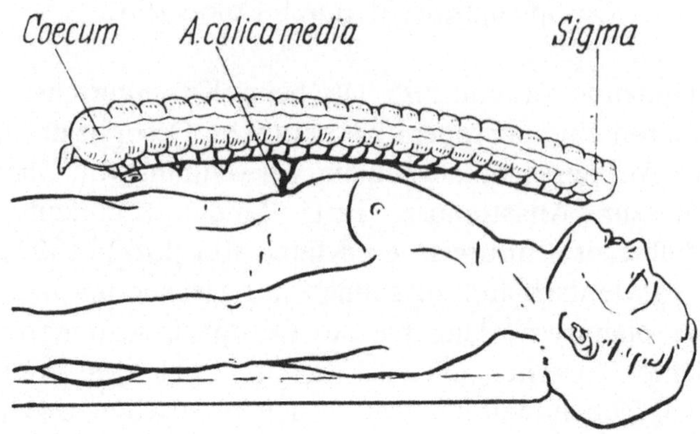

Abb. 12. Mobilisation des Colons. Das Colon wurde bis auf die A. colica media skelettiert, im unteren Sigmabereich durchtrennt und vor den Körper gelagert. Man erkennt deutlich die größere Länge der linken Colonhälfte, die bis zum Pharynx reicht (Linder u. Hecker 1962)

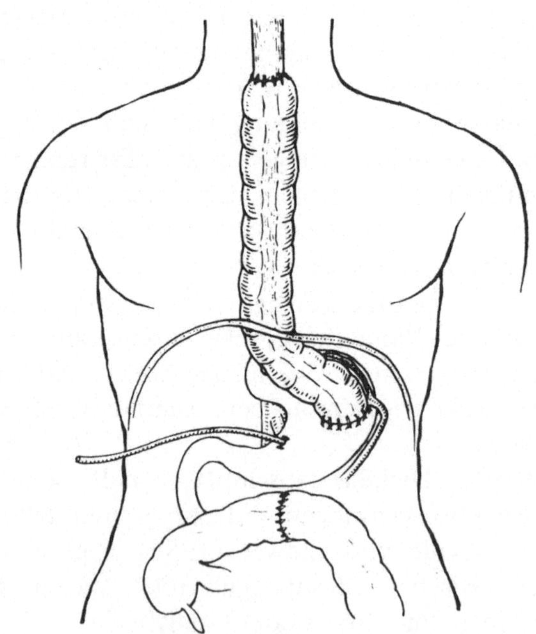

Abb. 13. Situation der fertigen retrosternalen Oesophagusplastik mit Colon (Linder u. Hecker 1962)

18

Ventrikels möglichst weit cranial und möglichst weit von der Ernährungsfistel entfernt. Die Magenernährungsfistel wurde zunächst belassen (Abb. 13).

Postoperativ wurden die Kranken durch die Fistel ernährt. Bei komplikationslosem Verlauf durften die Patienten am 6. Tag erstmals peroral Flüssigkeit zu sich nehmen. Konsistente Speisen erhielten sie erst, nachdem eine Röntgenkontrastuntersuchung mit Gastrografin eine einwandfreie Passage erkennen ließ.

Die operative Therapie des Oesophagus-Carcinoms ist auch heute noch ein großer Eingriff, da aus Gründen der Radikalität das tumortragende Segment entfernt und nach Möglichkeit in gleicher Sitzung die Kontinuität des Alimentationstraktes wiederhergestellt werden muß. Dies geschieht in erster Linie mit Hilfe einer Oesophago-Gastrostomie nach Kirschner. Als anderes Verfahren bietet sich die Exstirpation der gesamten Speiseröhre, sowie die Interposition eines Colon-Schaltstückes nach Linder an.

Literatur

Braun H (1878) In: Czerny V. Beiträge zur operativen Chirurgie, 41–51

Czerny V (1877) Neue Operationen Nr. 1 Resection des Oesophagus. Zbl f Chir 28:433–434

Czerny V (1897) Therapie der krebsigen Strikturen des Oesophagus, des Pylorus und des Rectum. In: Berliner klin Wschr 34:733–736, 762–764, 779–783

Enderlen E (1901) Ein Beitrag zur Chirurgie des hinteren Mediastinum. Dtsch Zschr f Chir 61:441–495

Enderlen E, Hotz (1913) Experimente zur Oesophaguschirurgie. Zbl f Chir 40:1175–1176

Enderlen E, Hotz, Porzelt (1914) Die totale Oesophagusplastik. Z ges exp Med 3:108–121

Kirschner M (1920) Ein neues Verfahren der Oesophagoplastik. Arch f klin Chir 114: 606 –663

Kirschner M (Hrsg) (1940) Allgemeine und spezielle chirurgische Operationslehre Bd III/3. Springer, Berlin

Linder F, Hecker W Ch (1962) Oesophagusersatz durch Colon. Chirurg 33:18–23

Linder F, Hecker W Ch (1966) Zur chirurgischen Behandlung des Speiseröhrenkrebses. Thoraxchirurgie 14:254–262

Linder F (1976) Tumoren der Speiseröhre. Therapiewoche 26:318–325

Linder F, Hecker W Ch, Wenz W (1965) Spätergebnisse nach retrosternaler
Colon-Ösophagus-Plastik. Langenbecks Arch klin Chir 310:320—333

Narath A (1898) Beiträge zur Chirurgie des Oesophagus und des Larynx.
Arch f klin Chir 55 (4): 831—860 (1897) und Zbl f Chir 25:196—197

Neville WE, Clowes GHA (1958) Reconstruction of the esophagus with
segments of the colon. J thorac Surg 35:2—22

Marwedel G (1895) Ein Fall von Resektion des Oesophagus bei Carcinom,
Beitr klin Chir 14 (3):730—736

Röher H D (1976) Totale Magentransposition zur langstreckigen Oeso-
phagus-Ersatzplastik.Chirurg 47:405—407

Röher H D, Buhr H (1978) Operative Behandlung des Oesophaguscarcinoms.
Dtsch med Wschr 103:732—735

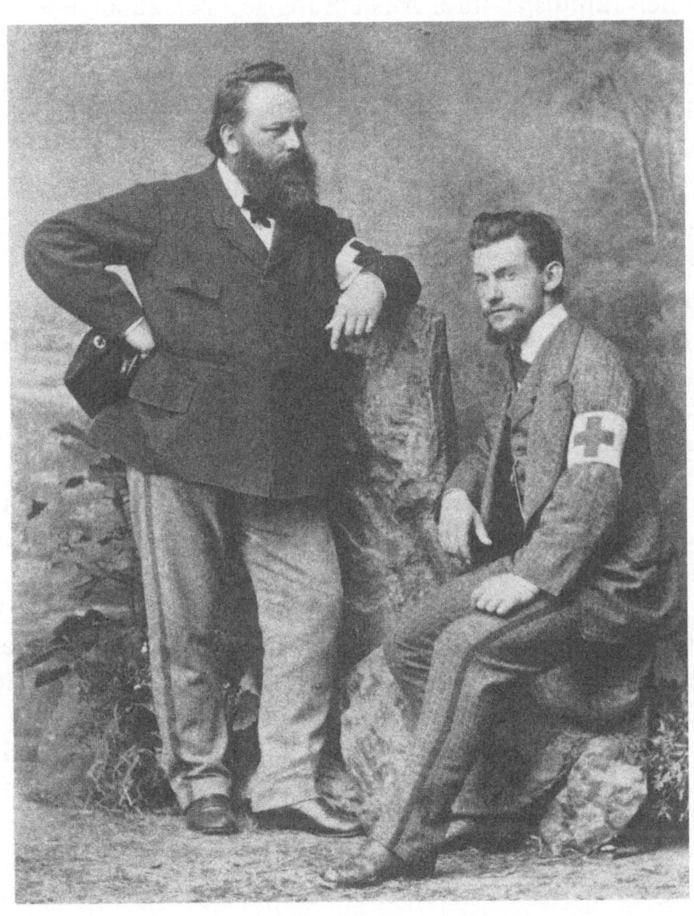

Abb. 14. Czerny mit Billroth in Weissenburg (1870)

Erste Pylorusresektion durch Czerny 1881

Der ersten Ausführung einer Pylorussektion am Menschen gehen entscheidende Tierversuche im Jahre 1874 von Carl Gussenbauer (1842–1903) und Alexander von Winiwarter (1848–1916), sowie von Vincenz Czerny (1842–1916) und Franz Kaiser im Jahre 1876 voraus. Aufgrund von Experimenten an Hunden hatte bereits Daniel Carl Theodor Merren (1790–1859) als 20jähriger Student in Gießen im Jahre 1810 die Resektion des carcinomatösen Pylorus am Menschen vorgeschlagen, ohne jedoch den Impuls zu ihrer Ausführung gegeben zu haben.

Czernys Tierversuche wurden zum großen Teil noch in Freiburg durchgeführt (seit 1871 war Czerny hier Lehrstuhlinhaber). Nach seiner Berufung an die Chirurgische Universitätsklinik in Heidelberg im Jahre 1877 setzte er seine Forschungen über Pylorusresektionen in der neu erbauten Klinik im "Bergheimer Feld" (heutiges Altklinikum) fort. Seine experimentellen Untersuchungen gliederten sich in vier Versuchsreihen:

1. Pylorusresektionen
2. Excision eines elliptischen Stückes aus der vorderen Magenwand
3. Exstirpation von Magen, Milz und einem Netzstück
4. Exstirpation des ganzen Magens

Die Ergebnisse wurden von Franz Kaiser im Jahre 1878 als Teil eines Buches veröffentlicht, das dem Lehrer Czernys in Wien, Theodor Billroth, gewidmet war. Czerny gelang es als erstem, einen Hund nach subtotaler Exstirpation des Magens am Leben zu erhalten. Dieser schwarze Dachshund überlebte nicht nur, sondern machte auch Czernys Umzug nach Heidelberg (durch Czernys Berufung an die Chirurgische Klinik) mit, wo er noch fünf Jahre "munter in der Klinik umherlief" (Kuh 1882). Durch diese experimentellen Forschungen war der Boden für die Carcinomresektion am Menschen vorbereitet.

Jules Emile Péan, der am 9. April 1879 erstmalig die Entfernung eines Pyloruscarcinoms beim Menschen wagte, erwähnt diese experimentellen Vorarbeiten nicht.

Schon bald nach den ersten Pylorusresektionen durch Péan, Rydygier und Billroth wagte Czerny aufgrund seiner vorbereitenden Tierversuche am 21. Juni 1881 die erste Resektion eines Pyloruscarcinoms an der Heidelberger Chirurgischen Klinik (Abb. 15). Es war die 14. Operation dieser Art am Menschen, jedoch die *dritte* erfolgreiche Operation in dem Sinne, daß die Operation überlebt wurde.

Die histologische Untersuchung des Operationspräparates ergab ein klein-alveoläres Gallertcarcinom.

Postoperativ erhielt der 28jährige Patient in den ersten 2–4 Tagen ernährende Klystiere, bestehend aus Wein, Wasser und Eiern, vom 3. Tage ab jedoch bereits flüssige Nahrung (Schleimsuppe, Milch mit Emser Wasser, kräftige Bouillon, sowie Bordeaux-Wein!), und vom 8.–10. Tage wurde mit leicht verdaulicher Fleischnahrung begonnen. Czerny selbst schreibt darüber (1884):

"Es ist merkwürdig, wie schnell nicht nur die durch das Carcinom bedingten Schmerzen und Beschwerden nach der Operation verschwinden, sondern daß sich auch sehr bald bei diesen Kranken ein gesundes Hungergefühl wieder einstellte, welches er lange vorher vermißt hatte!"

Der Patient wurde am 21. April 1882 auf dem medizinischen Kongreß in Wiesbaden vorgestellt. Er konnte über 1 Jahr lang seine Kost ohne Beschwerden genießen und seine Arbeit als Landwirt ohne Einschränkung verrichten. 18 Monate nach der

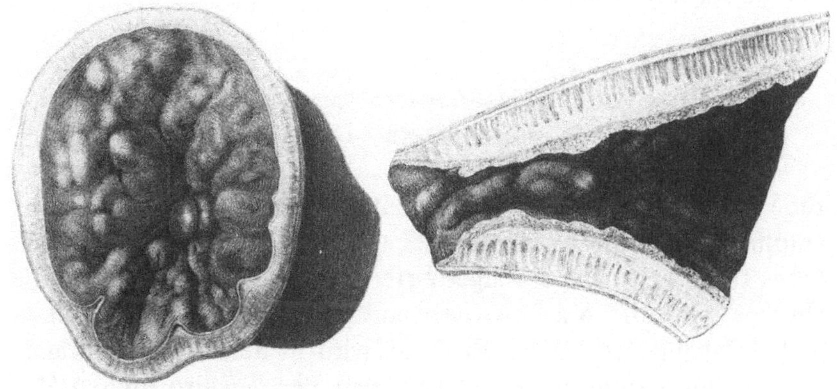

Abb. 15. Operationspräparat der ersten Pylorusresektion
in der Heidelberger Chirurgischen Klinik (Kuh 1882)

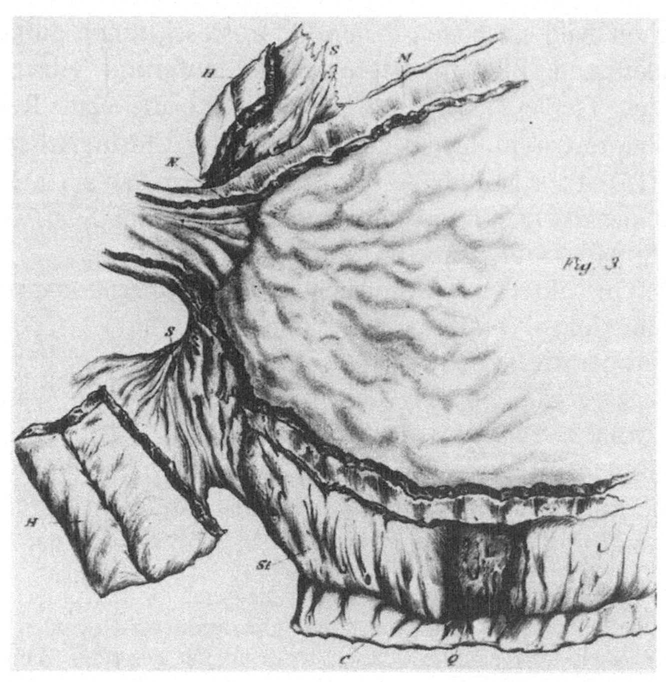

Abb. 16. Obduktionspräparat der ersten Pylorusresektion
in der Heidelberger Chirurgischen Klinik (Maurer 1884)

Operation starb er. Bei der Sektion bestätigte sich das klinisch
bereits vermutete Rezidiv (Abb. 16).

Erste vordere Gastroenterostomie nach Wölfler durch Czerny 1885

Eine weitere operative Behandlungsmethode beim Magencarcinom ist die von Anton Wölfler (1850–1917) am 28. September 1881 erstmals durchgeführte *vordere Gastroenterostomie.*
Hierbei wird die Magenvorderwand mit dem Jejunum Seit zu
Seit anastomosiert. Diese Methode wird in dem Fall angewandt,
in dem das Carcinom des Magens mit der I. Billrothschen Methode nicht resezierbar, also inoperabel ist. Es handelt sich also
bei der vorderen Gastroenterostomie um eine Palliativoperation.

In Heidelberg wurde die erste vordere Gastroenterostomie nach Wölfler bei einem Pyloruscarcinom am 29. Juni 1885 von Czerny durchgeführt (Czerny 1892).

Trotz der sorgfältigen Operationstechnik starb der Patient zwei Tage nach der Operation an einer Peritonitis. Auch ein zweiter Fall nach der Wölflerschen Methode ging unglücklich aus. Erst ein dritter Patient überlebte die Operation.

Erste hintere Gastroenterostomie nach v. Hacker
durch Czerny 1885

Louis Georges Courvoisier (1843–1918) entwickelte als erster im Jahre 1883 die *hintere Gastroenterostomie,* jedoch ohne Erfolg. Viktor von Hacker (1852-1933) modifizierte diese Operationsmethode, bei der das Jejunum in die hintere Magenwand eingepflanzt wird, im Jahre 1885. Czerny wagte die v. Hackersche Methode der hinteren Gastroenterostomie bei Magencarcinom in Heidelberg erstmalig am 2.12.1885. Nach Czernys Bericht soll dieser Eingriff der erste dieser Art mit vollständigem Erfolg gewesen sein (1892).

Die 28jährige Katharina K., Tagelöhnersfrau aus Schönau, überlebte die Operation fast ein ganzes Jahr.

Die "Kurze Schlinge" nach Petersen 1900
("no-loop anastomosis")

Die Schwierigkeiten des operativen Vorgehens bei der hinteren Gastroenterostomie ergaben sich aus der Länge der zuführenden Schlinge. Eine Einigung unter den Chirurgen, wie lang der zuführende Darmschenkel zu sein hatte, war bislang nicht erzielt worden. Es wurden Maße von 10–80 cm angegeben. v. Hacker nimmt sie nur so kurz, wie die Distanz von der Höhe der Plica bis zur Incision im Magen beträgt; sie soll weder gespannt sein, noch nach abwärts hinabsteigen. Walter Petersen, Assistent an der Heidelberger Chirurgischen Klinik von 1895–1904, weist auf dem Internationalen Medizinischen Kongreß in Paris 1900 mit

25

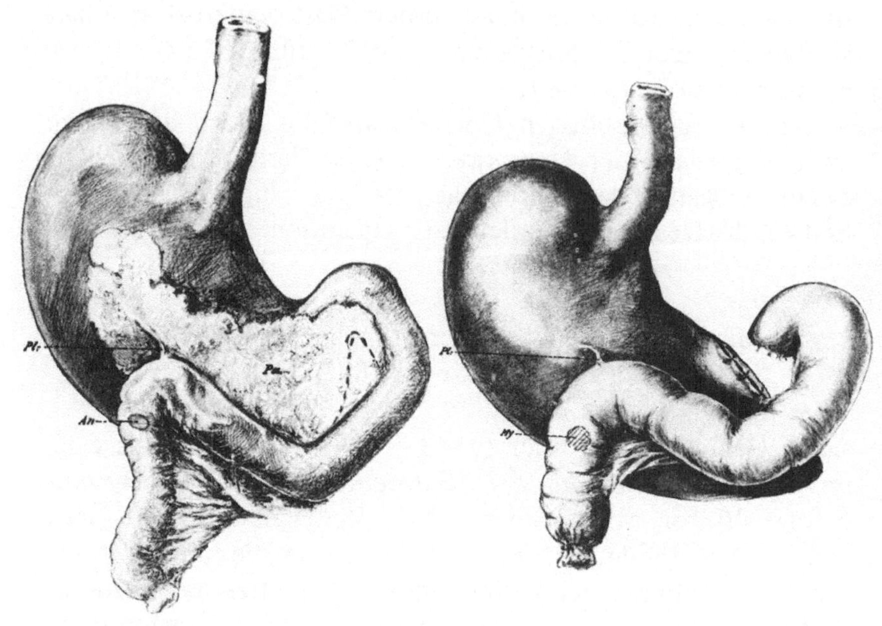

Abb. 17. Die "Kurze Schlinge" nach Petersen (1901)

Nachdruck auf die bereits von v. Hacker angegebene kurze zuführende Schlinge und damit richtigen Auffassung der von
Hackerschen Operation hin (Petersen 1901; Abb. 17).

Die heute in den anglo-amerikanischen Ländern bezeichnete
"no-loop anastomosis" ist nichts anderes als die in der Heidelberger Chirurgischen Klinik von Petersen unter Czerny ange-
wandte "kurze Schlinge". Diese "kurze Schlinge" soll im Jahre
1903 über Mikulicz in die Vereinigten Staaten zu den Brüdern
von Mayo gekommen sein, die diese Operationsmethode über-
nahmen.

Die Braunsche Anastomose 1892

Die Gastroenterostomien brachten Komplikationen mit sich,
so z.B. den sog. "Circulus vitiosus". Er besteht darin, daß sich
der Mageninhalt ausschließlich in den zuführenden Schenkel

der Anastomose entleert und auf dem Umweg über das Duodenum und den Pylorus wieder in den Magen zurückkehrt. Zum anderen fanden sich nach dieser Operation Geschwüre im anastomosierten Jejunum. Beide Komplikationen wurden von dem Chirurgen Christian Heinrich Braun (1847–1911) erkannt, der zunächst unter Gustav Simon, später unter Vincenz Czerny 10 Jahre lang an der Heidelberger Chirurgischen Klinik tätig war. Ein großer Teil seiner wissenschaftlichen Arbeiten stammt aus Brauns Heidelberger Zeit; hier wurden die Grundlagen seines späteren Erfolges, besonders in der Bauchchirurgie gelegt. Am 11. Juni 1892 berichtet Heinrich Braun auf dem 21. Kongreß der Deutschen Gesellschaft für Chirurgie über die von ihm erstmals durchgeführte *Enteroanastomose,* die nach ihm benannt wurde und heute zu den Standardoperationen in der Magenchirurgie gehört (Abb. 18). Auf den Gedanken, zu- und abführende Jejunumschlinge durch eine Anastomose zu verbinden, war er gekommen, als er einen Patienten nach Gastroenterostomie verlor und bei der Sektion sah, daß der Mageninhalt in den zuführenden Schenkel abgeflossen war.

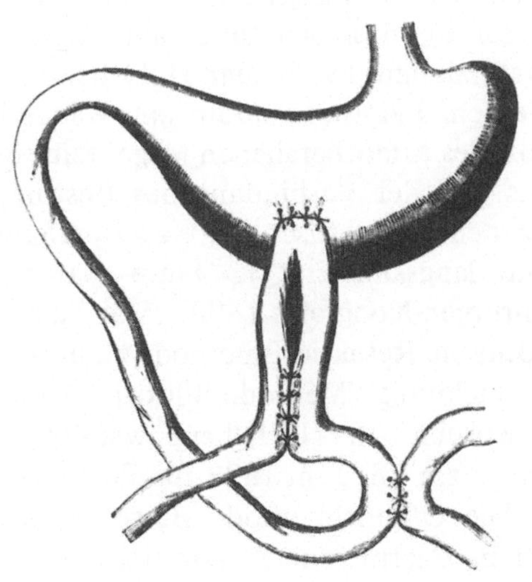

Abb. 18. Braunsche Anastomose (Braun 1892)

Braun (1892) schreibt über seine Methode:

"Mir scheint die Anlegung einer Fistel zwischen den beiden, an den Magen herangezogenen Schenkeln des Jejunums als zweckmäßig. Wenn nun auch der Mageninhalt in den zuführenden Darmtheil gelangen sollte, so wird die Peristaltik den Mageninhalt durch die stets weit angelegte Communicationsöffnung unmittelbar in den abführenden Theil hineintreiben. Die Dauer der mit Entero-Anastomose combinirten Gastro-Enterostomie, welche mit Czernyscher Naht u. der von mir angebenen Modification ausgeführt wurde, dauert etwa 1 1/4 bis 1 1/2 Stunden."

Und am Schluß seines Berichtes betont er:

"Einstweilen wird die Gastro--Enterostomie mit gleichzeitiger Entero-Anastomose wenig Nachahmer finden und ich möchte sie nur dann allgemeiner empfehlen, wenn künftige Beobachtungen während der Nachbehandlung und bei Autopsien häufiger das fehlerhafte Abfliessen des Mageninhaltes in den Anfangstheil des Jejunums und das Duodenum oder das Einfliessen von Galle und Pancreassaft in den Magen ergeben sollten."

Erste Magenresektion nach Billroth II
durch Czerny 1898

Als weitere Methode in der operativen Therapie des Magencarcinoms ist die II. Billrothsche Operation zu erwähnen. Das Wesentliche dieser Resektionsmethode am Magen, welche Theodor Billroth erstmals am 15. Januar 1885 bei einem 48jährigen Patienten mit einem Pyloruscarcinom angewandt hatte, besteht in der Resektion des tumorbefallenen Magenteils, dem Verschluß des Duodenums und der Verbindung des Restmagens mit dem Jejunum. Diese neue Billrothsche Art zu operieren, verbreitete sich anfangs nur langsam. Erst 13 Jahre später, auf dem 27. Deutschen Chirurgen-Kongreß 1898, war die Nomenklatur I. und II. Billrothsche Resektionsmethode zu hören, und seitdem ist die kurze Bezeichnung "Methode Billroth I" und "Billroth II" die übliche geworden. In Heidelberg wandte Czerny dieses Verfahren erstmals am 18. Juni 1898 zur Therapie eines Pyloruscarcinoms am. Die Originalmethode Billroths wurde allerdings abgeändert, indem Czerny zur Anastomose nicht die Naht — die zweireihige Magen-Darm-Naht war von Czerny selbst wenige Jahre zuvor entwickelt worden — sondern den sog. Murphy-

Knopf verwandte, benannt nach seinem Erfinder, John B. Murphy, Professor der Chirurgie in Chicago. Zur Bildung intestinaler Anastomosen wurden nicht nur verschiedene Nahttechniken angewandt, sondern man versuchte auch, die durch die geschickte menschliche Hand gefertigte Naht durch mechanische Hilfsmittel zu ersetzen.

Der erste Versuch dieser Art war wahrscheinlich die "Naht der vier Meister" (sutura quattuor magistrorum) Archimatheus, Petrosellus, Platearius, Ferrarius. Sie nähten den Darm über einer Gänsetrachea. Ein solches technisches Hilfsmittel zur Magen-Darm-Naht ist auch der sog. Murphy-Knopf ("Murphy anastomosis button").

Czerny (1896) äußerte sich folgendermaßen dazu:

"Die Meinung, daß eine Methode gut sei, enthebt uns niemals der Verpflichtung, nach besseren Methoden zu suchen. Das ist der Grund, obgleich ich auch jetzt noch der Meinung bin, daß die zweireihige Darmnaht vorläufig die beste Methode der Vereinigung bei Wunden des Magendarmkanals ist, und daß es ziemlich irrelevant ist, ob man sie mit der Kopfnaht, mit der fortlaufenden Naht, mit Seide oder mit Catgut von innen oder von außen macht — so hatte ich den Eindruck, daß die Methode immer eine langwierige, schwierige und nicht leicht zu erlernende sei, und daß deshalb eine Vereinfachung derselben bezüglich der technischen Ausführung wünschenswert sei. In diesem Sinne scheint mir die Einführung des Murphyschen Knopfes des Versuches wert."

Bei dem Murphy-Knopf (Abb. 19) handelt es sich um ein zweiteiliges Gerät, das aus einem männlichen (a) und einem weiblichen Teil (b) besteht. Diese haben jeweils Näpfchenform und tragen in der Mitte einen senkrechten Hohlzylinder. Beide Näpfchen tragen je vier seitliche Öffnungen, um den sich evtl. bildenden Sekreten Abfluß zu verschaffen. Der Zylinder des weiblichen Knopfes hat innen ein feines Schraubgewinde, der etwas engere des männlichen Button zwei durch kleine Öffnungen nach außen ragende, federnde Vorsprünge. Beim Einschieben des Zylinders a in b greifen die Vorsprünge in das Schraubgewinde so ein, daß man die beiden Hälften leichter zusammen- und wieder aufschrauben kann. Dadurch, daß die Vorsprünge federn, wird aber ferner bewirkt, daß es zum Vereinigen der beiden Knopfhälften nur eines einfachen Druckes

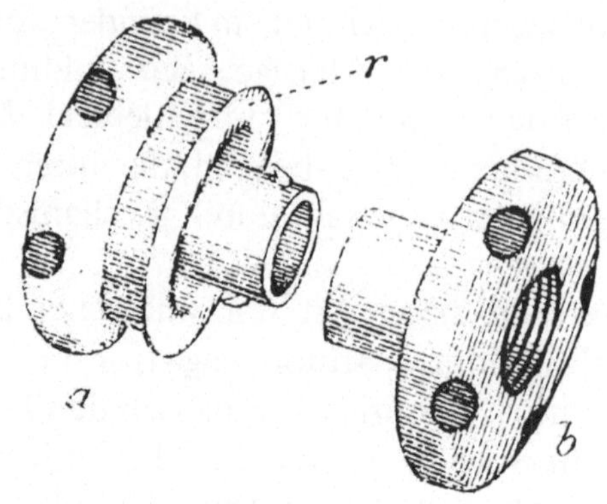

Abb. 19. Murphy-Knopf (Czerny 1897)

bedarf, ohne zu schrauben; die Vorsprünge gleiten dabei über die Gewindegänge hinweg, beim Nachlassen des Druckes schnappen sie dagegen sofort an einer beliebigen Stelle des Gewindes ein und haken sich hier fest. Einmal zusammengepreßt, bleiben sie zusammen und lassen sich nur durch Zurückschrauben wieder lösen.

In den Magen- oder Darmteil, den man anastomosieren will, wird jeweils eine Inzision gemacht und je ein männlicher und weiblicher Teil eingeschoben. Durch einen Faden, den man zuvor rings um die Inzisionswunde durch die ganze Darmwanddicke gelegt hat, wird die ganze Öffnung tabaksbeutelartig zugeschnürt, so daß aus dem Darm nur die beiden Enden der Hohlzylinder hervorragen (Abb. 20). Durch einfaches Ineinanderpressen derselben werden nun die beiden Darmlumina in Verbindung gebracht.

Das zwischen den Rändern des Button eingeklemmte Gewebe wird allmählich nekrotisch, stößt sich mit dem Knopf zugleich ab, während die adaptierten Serosaflächen miteinander verwachsen. Der Knopf geht per vias naturalis ab.

Der Knopf besteht aus vernickeltem Messing und wurde von einer Firma Ryan in Chicago hergestellt. Auch der Instrumentenmacher der Heidelberger Klinik in jener Zeit, Karl Dröll, hat selbst solche Knöpfe gefertigt; diese waren mit 6 Mark pro

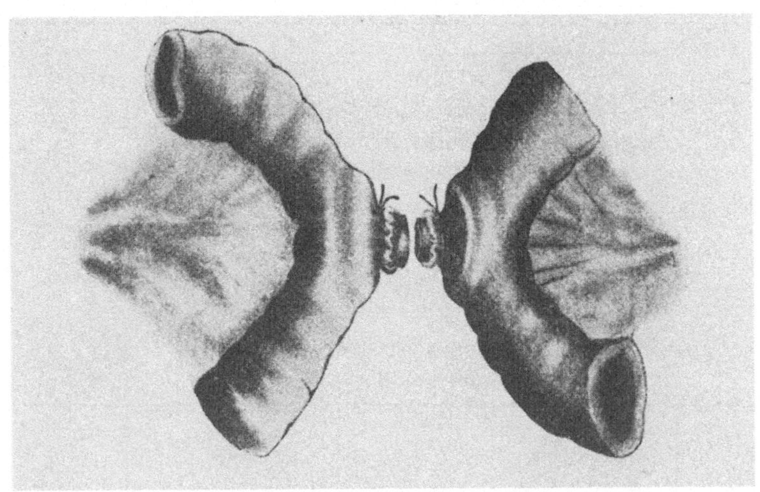

Abb. 20. Anastomosenbildung mit dem Murphy-Knopf (Marwedel 1895)

Stück erheblich preisgünstiger als die amerikanischen Original-
buttons, die 13 Reichsmark kosteten.

Czerny wandte dieses technische Hilfsmittel zur Magen-
Darm-Naht seit 1893 vereinzelt und ab 1896 konsequent bei der
Gastroenterostomie an.

Von 1896–1905 wurden an der Heidelberger Chirurgischen
Klinik 333 hintere Gastroenterostomien mit dem Murphy-Knopf
versorgt. Heute hat der Murphy-Knopf selbst keine Bedeutung
mehr. Trotz verbesserter Operationstechnik erfahren die mechani-
schen Klammerapparate aber z. Zt. wieder eine Renaissance.

Die folgende Tabelle zeigt die Gesamtzahl der Magenoperationen an der Czerny-Klinik bis Ende des Jahres 1897, ausgenommen die Gastrostomien. Insgesamt sind es 192 Operationen mit 29% Mortalität. Die Zahl der Operationen hat sich
mit den Jahren so gesteigert, daß auf die 9 ersten Jahre 1881–89
ungefähr ebenso viel Operationen fallen wie auf die folgenden
4 Jahre, oder wie auf eines der beiden letzten Jahre 1896 und
1897. Auf der Tabelle unten ist die Mortalität der einzelnen
Operationen zu sehen, welche nach der Zahl der in den ersten
30 Tagen nach der Operation Gestorbenen berechnet ist. Der
Zeit nach ist die Mortalität von anfänglich 45% auf 16% im

XII.
Die neueren Magenoperationen in der Czerny'schen Klinik und die bisherigen Dauererfolge.[1]

Von

Stabsarzt Dr. Steudel,

Magenoperationen an der Czerny'schen Klinik.
(Ausgenommen Gastrostomie.)

Jahre	Pylorectomie	Gastroentero-stomie	Pyloro-plastik	Probe-laparotomie	Andere Magen-operationen	Summa	Mortalität
1881—89	13 (5)	14 (9)	—	11 (2)	4 (2)	42 (19)	45 pCt.
1890—93	7 (3)	17 (2)	3	5 (1)	2	34 (6)	18 „
1894—95	2	23 (8)	7 (1)	8 (2)	4 (1)	44 (12)	27 „
1896	4 (2)	28 (10)	1	2	—	35 (12)	34 „
1897	3 (1)	28 (4)	—	4 (1)	2	37 (6)	16 „
1881—97	29 (11)	110 (33)	11 (1)	30 (6)	12 (3)	192 (55)	29 „
Mortalität	38 pCt.	30 pCt.	9 pCt.	20 pCt.	25 pCt.	29 pCt.	—

Abb. 21. Magenoperationen an der Czernyschen Klinik

Jahre 1897 gefallen, in den Jahren 1895 und 1896 ist die Mortalität wegen zahlreicher Pneumonien eine höhere. Die Anzahl der Operationen hat bei der Gastroenterostomie bei weitem am meisten zugenommen. Die Zahl der Pylorectomien ist relativ kleiner geworden, weil die gutartigen Stenosen, welche im Anfang der Pylorectomie verfallen waren, an die Gastroenterostomie übergegangen sind. und auch die Zahl der Probelaparotomien hat abgenommen, weil besonders durch die Einführung des Murphy-Knopfes an der Heidelberger Klinik die Indikationen für die Gastroenterostomie wesentlich erweitert werden konnten.

32

Erste totale Gastrektomie durch Voelcker 1905

Die erste erfolgreiche totale Gastrektomie beim Menschen
führte im Jahre 1897 Krönleins Assistent Schlatter in Zürich
durch. Ein früherer Versuch von P.S. Conner in Cincinnati im
Jahre 1884 war letal ausgegangen. Lange Zeit stand die außer-
ordentlich hohe operative Mortalität ihrer Anwendung entgegen.
In Heidelberg wurde die erste totale Gastrektomie am 31. Mai 1905
versucht. Der Privatdozent Fritz Voelcker, Oberarzt unter
Czerny und Narath, operierte den 53jährigen Landwirt Heinrich K. (Daneel 1908).

Nach der Operation wurde der Patient durch das in die
Haut eingenähte Duodenum ernährt. Am 9. Tag nach dem
Eingriff ging aus der Bauchwunde ein nekrotisches Stück des
Oesophagus ab. Der Patient hatte starken Husten mit eitrigem
Auswurf. Am 15. Juni (2 Wochen nach der Operation) wurde
versucht, durch Drainrohre eine Verbindung zwischen Oesopha-
gus und Duodenum herzustellen. Obwohl es gelang, durch diese
Verbindung Speisen durch den Mund aufzunehmen, nahm der
Patient weiter an Gewicht ab. Am 8. Juli 1905 starb der Patient
an Aspirationspneumonie und Peritonitis.

Erste Resektion der Cardia durch Voelcker 1908

An eine operative Therapie bei Vorliegen eines Cardiacarcinoms
hatte sich bislang kaum jemand herangewagt; denn der Zugang
war schwierig, und zum anderen war die Anastomose mit dem
Oesophagus problematisch. 1896 hatte Mikulicz diesen Eingriff
am Menschen ohne Erfolg versucht. Am 28. Januar 1908 gelang
Fritz Voelcker in der Heidelberger Chirurgischen Klinik die
erste erfolgreiche Resektion der Cardia. Voelcker berichtete
darüber auf dem 37. Kongreß der Deutschen Gesellschaft für
Chirurgie (1908):

"Bei der Operation (28.1.08) wurde das Abdomen mittel eines linksseitigen Schnittes, der am Processus ensiformis beginnt und parallel dem
Rippenbogen bis zur vorderen Axillarlinie verläuft, das Abdomen eröffnet,
die 7. Rippe neben dem Processus ensiformis eingekerbt, dadurch der

Rippenbogen so weit mobilisirt, dass er sich nach oben klappen liess und der Zwerchfellkuppelraum frei zugänglich wurde. Die Cardia war descendirt, so dass sie unterhalb des Zwerchfells lag und der Oesophagus ungefähr 1,5 bis 2 cm intraabdominal verlief, und war von einem gut wallnussgrossen, höckerigen Tumor eingenommen. Die Lymphdrüsen in der Nachbarschaft nicht geschwollen, die Bursa omentalis und die Hinterwand des Magens, wie man sich durch einen kleinen Einschnitt in das Ligamentum gastrocolicum überzeugen konnte, ganz frei. Der Magen wurde durch Ligaturen an der kleinen und der grossen Curvatur in seinem cardialen Drittel abgetrennt, der Tumor der Cardia mit einer Anzahl von Ligaturen aus seinen zahlreichen Gefässverbindungen ausgelöst, dann der Hiatus oesophageus des Zwerchfells durch vorsichtige Incision rings um den Oesophagus herum incidirt; dadurch letzterer so weit mobilisiert, dass er sich noch ca. 4 cm aus der Brusthöhle herausziehen liess. Die Nervi vagi, welche sich dabei anspannten, wurden mit dem Messer durchtrennt. Dann wurde der Magen quer durchschnitten und von der kleinen Curvatur her sein Lumen durch Nähte so weit verkleinert, dass an der grossen Curvatur eine Oeffnung blieb, in die man den Oesophagus einnähen konnte. Es wurde dann unter stetigem Zug an dem Tumor die Naht schrittweise in 2 Etagen angelegt, unter allmählicher querer Durchtrennung des Oesophagus oberhalb des Tumors."

Zur Entlastung wurde noch eine Gastrostomie im Restmagen angelegt.

Die 64jährige Patientin M.E. überstand den Eingriff gut, obwohl die Naht der Anastomose in den ersten vier Wochen nicht dicht war und die durch den Mund genossenen Speisen teilweise durch die Bauchwunde wieder herauskamen. Diese Fistel heilte während der ausschließlichen Ernährung durch die Gastrostomie zu, so daß die Patientin die Klinik nach 8 Wochen Krankenhausaufenthalt verlassen konnte.

Diese Operation durch Voelcker hatte den Beweis erbracht, daß das Cardiacarcinom abdominal zu resezieren ist. Mikulicz hatte nach seinem erfolglosen Eingriff die Resektion nur transthoracal für möglich gehalten.

Modifikation Billroth II nach Wilms 1911

Einen weiteren Beitrag zur operativen Therapie des Magencarcinoms leistete Max Wilms (1867–1918), Lehrstuhlinhaber der Heidelberger Chirurgischen Klinik von 1910–1918. Er

modifizierte die II. Billrothsche Resektionsmethode folgendermaßen: Er führte die Anastomosierung des Restmagens mit
dem Jejunum in der Mitte — und das war das entscheidend Neue
an seiner Methode — des Magenrestes aus. Außerdem verwendete
er als erster das Jejunum teilweise zur Deckung der Naht am
Magenrest. Neu ist auch die Fixation des abführenden Schenkels
am Mesocolonschlitz (Abb. 22).

Max Wilms berichtet über diese neue Operationsart, die er
erstmals am 10. Mai 1911 bei einem 50jährigen Landwirt mit
Erfolg durchgeführt hat (Wilms 1911).

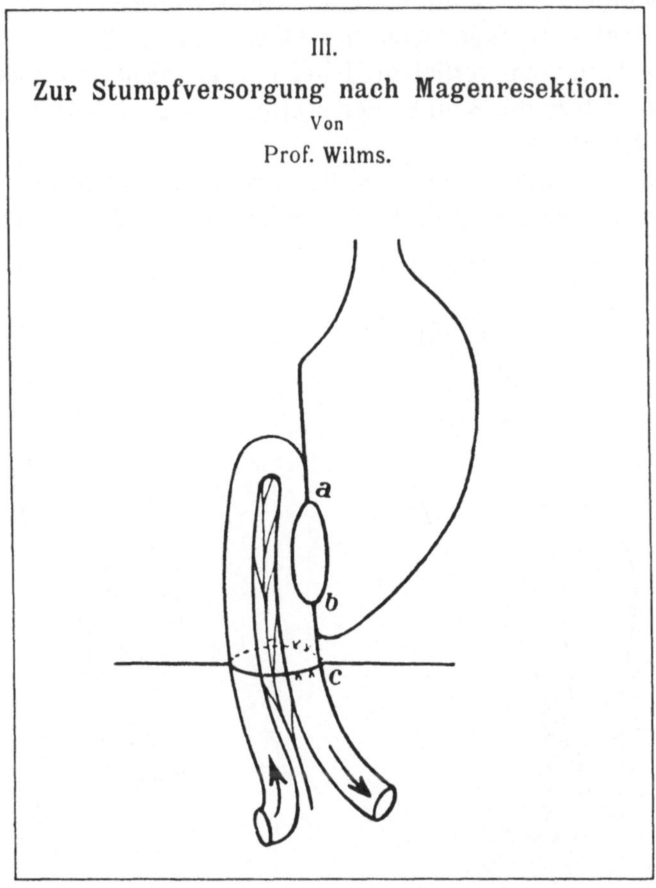

Abb. 22. Modifikation Billroth II nach Wilms (Wilms 1911)

Von den 7 von Wilms nach seiner Methode operierten Carcinompatienten ist keiner gestorben. Bei allen späteren Carcinomfällen veränderte Wilms seine Technik wiederum, indem er nicht mehr die Mitte des Magenrestes, sondern die untere Partie des Magenmundes zur Anastomose mit dem Jejunum verwandte (Abb. 23).

Der Darm kann, wie die schematischen Figuren zeigen, so gelagert werden, daß der abführende Schenkel rechts oder links zu liegen kommt. In jedem Falle bleibt aber die Anastomose oberhalb des Mesocolon, und nur der abführende Darmschenkel wird am Mesocolonschlitz befestigt. Von Mai 1911 bis Januar 1912 wurden 10 Carcinome auf diese Art operiert. Davon starb ein Patient drei Tage nach der Operation an Pneumonie. Die übrigen Patienten verließen 15–26 Tage nach der Operation beschwerdefrei die Klinik, der Abfluß aus dem Magen war ein ungewöhnlich guter.

Wilms erlangte seine große wissenschaftliche Bedeutung durch seine Monographie über die Genese der Mischgeschwülste

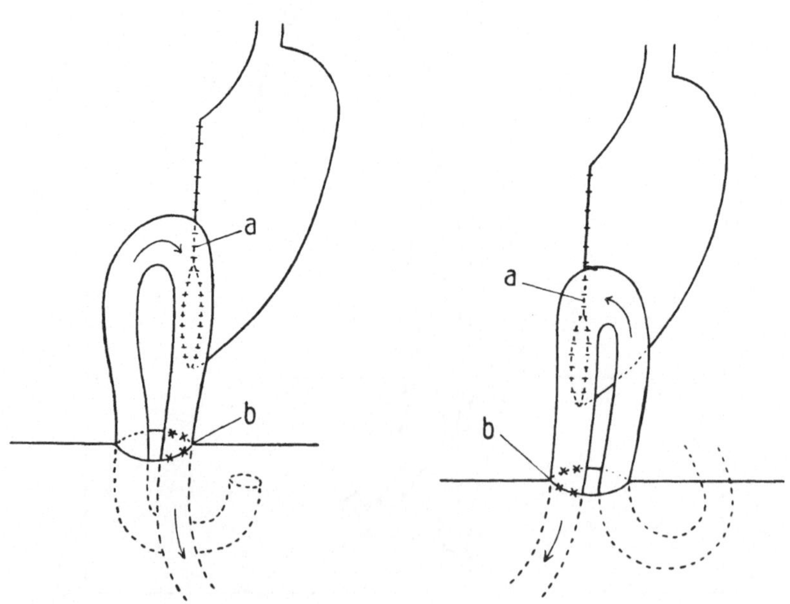

Abb. 23. Modifikation Billroth II nach Wilms (Kunika 1912)

36

der Niere, die seitdem unter dem Namen "Wilmstumoren" in der Medizin bekannt sind.

In dieser Pionierära der operativen Magencarcinomtherapie wurde eine Fülle von Operationsmethoden entwickelt, welche Unterarten der II. Billrothschen Resektionsmethode am Magen darstellen. Diese Vielfalt und auch die Unkenntnis der vorhandenen Literatur brachte es mit sich, daß diese Methode von verschiedenen Autoren mehrmals erfunden und als neu beschrieben wurde, was zu Prioritätsstreitigkeiten führte. Albert Narath, Nachfolger von Czerny auf dem Lehrstuhl für Chirurgie in Heidelberg von 1906–1910, erachtete es für notwendig, über die immer noch unsichere Nomenklatur der II. Billrothschen Operation eine außerordentliche Abhandlung zu schreiben. Sein Verdienst ist es, erstmalig einen geschichtlichen Überblick über diese Operationsart und ihre Modifikation gegeben zu haben. Diese Publikation erschien im Jahre 1916, als Narath bereits emeritiert, aber als Hauptschriftleiter der Deutschen Zeitschrift für Chirurgie immer noch mit der chirurgischen Literatur vertraut war (Abb. 24).

Geschichtliche Tabelle zur II. Billrothschen Resektion.

Art der Gastro-Jejunostomie	Abkürzung	Ausführung der 1. Operation		Erste Veröffentlichung		Literatur auf
		Zeit	Operateur	Zeit	Autor	
1. G.-J. antecolica anterior . .	B. II. a. a.	15. I. 1885	Billroth	26. II. 1885 1885	Billroth v. Hacker	S. 63 S. 63
2. G.-J. antecolica posterior .	B. II. a. p.	15. III. 1899	v. Eiselsberg	1905	Clairmont	S. 76
3. G.-J. antecolica inferior . .	B. II. a. i.	?	?			
4. G.-J. antecolica oralis . . .	B. II. a. o.	24. XI. 1887	Krönlein	15. V. 1888	Krönlein	S. 67
5. G.-J. antecolica oralis interior	B. II. a. o. i.	10. IV. 1885 2. IV. 1888	Idee von v. Hacker Operat. von v. Eiselsberg	10. IV. 1885 1889	v. Hacker v. Eiselsberg	S. 63 S. 70
6. G.-J. retrocolica posterior .	B. II. r. p.	ypsiliformis: 22. V. 1893 lateralis: 7. II. 1894	Roux (?) Braun (?)	1893 (1901) 1907	Roux (Kolbe) Creite	S. 73 S. 73 S. 75
7. G.-J. retrocolica anterior . .	B. II. r. a.	9. I. 1898	Dubourg	1900	Lafarelle	S. 76
8. G.-J. retrocolica inferior . .	B. II. r. i.	?	?			
9. G.-J. retrocolica oralis . . .	B. II. r. o.	28. V. 1907 (?)	Reichel Hofmeister	23. IV. 1908 1908	Reichel Stumpf	S. 90 S. 93
10. G.-J. retrocolica oralis inferior	B. II. r. o. i.	4. V. 1905	Hofmeister	1908	Stumpf	S. 93

Abb. 24. Tabelle zur Geschichte der II. Billrothschen Operationsmethode nach Narath (1916)

Literatur

Braun H (1982) Ueber die Entero-Anastomose als Ersatz der circulären Darmnaht. Verh Dtsch Ges Chir 21:504–514

Braun H (1893) Ueber Gastro-Enterostomie und gleichzeitig ausgeführte Entero-Anastomose. Verh Dtsch Ges Chir 21:515–518 (1892) und Langenbecks Arch Chir 45:361–364

Czerny V (1878) Beiträge zur operativen Chirurgie

Czerny V (1884) Beiträge zu den Operationen am Magen, in Wien. Med Wschr 34:501–505, 536–540, 565–570

Czerny V (1884) Demonstration von Magenresectionspräparaten. Verh Dtsch Ges Chir 13:217–219

Czerny V (1889) Ueber Magen- und Darmresectionen. Dtsch med Wschr 15:917–918

Czerny V (1892) (mit Walter Rindfleisch) Über die an der Heidelberger chirurgischen Klinik ausgeführten Operationen an Magen und Darm. In: Bruns Beiträge zur klin Chir 9:661–803

Czerny V (1896) ·Ueber die Verwendung des Murphyknopfes als Ersatz für die Darmnaht. Verh Dtsch Ges Chir 25:I 94–99

Czerny V (1897) Therapie der krebsigen Strukturen des Oesophagus, des Pylorus und des Rectum. Berl Klin Wschr 34:733–736, 762–764, 779–783

Daneel P (1908) Beitrag zur Anwendung des Murphyknopfes bei der Magen-Darm-Anastomose. Bruns Beitr Chir 57:513–534

Daneel P (1908) Bericht über die in der Heidelberger Klinik von 1898 bis Ende 1905 beobachteten Fälle von Magencarcinom. Bruns Beitr Chir 59:283–383

Enderlen E (1923) Zur Frage der zweizeitigen Pylorusresektion bei vorgeschrittenem Magencarcinom. Zbl Chir 50:898–899

Heuck G (1882) Bericht über Resectio pylori wegen Carcinoms. Dtsch Med Wschr 8:285

Kuh EJ (1882) Eine Pylorusresection. Langenbecks Arch Chir 27:789–804 und Zbl med Wiss 20:815

Kühn H (1969) Friedrich Voelcker – sein Leben und Werk

Kunika S (1912) Statistische Mitteilung über die Resultate des Wilmsschen Verfahrens zur Stumpfversorgung bei Magenresektionen. Dtsch Z Chir 118:483–505

Leier W (1976) Der Anteil Heidelbergs an der Geschichte der Magenchirurgie. Diss. Med. Fak. Universität Heidelberg

Marwedel G (1895) Ueber Enteroanastomosen nebst experimentellen Beiträgen zur Frage des Murphy'schen Darmknopfes. Bruns Beitr Chir 13:605–658

Marwedel G (1896) Zur Technik der Gastrostomie. Bruns Beitr Chir 17:56–74

Marwedel G (1897) Klinische Erfahrungen über den Wert des Murphy'schen Darmknopfes. Langenbecks Arch Chir 55:386–398

Maurer F (1884) Beiträge zur Chirurgie des Magens. Langenbecks Arch Chir 30:1–16

Mündler (1885) Die neuerdings an der Heidelberger chirurg. Klinik ausgeführten Operationen am Magen. Bruns Beitr Chir 14:293–407

Narath A (1916) Zur Geschichte der zweiten Billrothschen Resektionsmethode am Magen. Dtsch Z Chir Bd 136:62–136

Petersen W (1901) Anatomische und chirurgische Beiträge zur Gastro-Enterostomie. Bruns Beitr Chir 29:597–616

Steudel E (1898) Die neueren Magenoperationen in der Czerny'schen Klinik und die bisherigen Dauererfolge. Verl Dtsch Ges Chir 27:II 194–199

Steudel E (1899) Die in den letzten Jahren an der Czerny'schen Klinik ausgeführten Magenoperationen und die Endresultate der früheren Operationen. Bruns Beitr Chir 23:1–88

Voelcker F (1908) Ueber Exstirpation der Cardia wegen Carcinoms. Verh Dtsch Ges Chir 37:126–129 und Zbl Chir Berl 35:90–92

Voelcker F (1913) Zur hinteren Gastroenterostomie. Verh Dtsch Ges Chir 42:90–91

Voelcker F (1914) 3 Jahre geheilter Fall von Resection der Cardia wegen Carcinom. Zbl Chir 41:333

Wilms M (1911) Zur Stumpfversorgung nach Magenresektion. Zbl Chir 38:1087–1088

Wilms M (1912) Zur Pylorusausschaltung. Verh Dtsch Ges Chir 41:I 176 (1912)

OPERATIVE THERAPIE
DES COLON- UND RECTUMCARCINOMS

Erste Resektion eines Darmcarcinoms
(Sigma und Colon transversum) durch Czerny 1880

Die Chronologie der Krebschirurgie am Dickdarm läßt erkennen, daß naturgemäß palliative Operationen am Anfang stehen. An die gezielte Entfernung eines intraperitoneal gelegenen Tumors zu denken, lag den Chirurgen der vorantiseptischen Ära fern. Das Peritoneum war eine strikt zu respektierende Grenze chirurgischer Ambitionen, deren Verletzung Peritonitis und damit tödlichen Ausgang bedeutete.

Die Resektion eines Darmcarcinoms wagte als erster Reybard am 2. Mai 1833 in Lyon. Seine Pioniertat fand viele Jahrzehnte keine Nachahmer. Erst mit Einführung der Asepsis in die Chirurgie 1867 durch den Engländer Joseph Lister wurden Resektionen nekrotischer Darmschlingen häufiger gewagt. Im deutschsprachigen Raum führte Gussenbauer im Jahre 1877 erstmals eine Dickdarmresektion bei Vorliegen eines Tumors im Colon descendens durch, allerdings mit tödlichem Ausgang. Allmählich wich die Furcht vor der Eröffnung des Abdomens. Trotz schlechter Ergebnisse mehrten sich Tumorresektionen; es wurden die verschiedensten operativen Verfahren erprobt. Czerny, Lehrstuhlinhaber der Heidelberger Chirurgie von 1877–1906, führte im Jahre 1880 in Heidelberg eine doppelte Darmresektion wegen Dickdarm-Carcinoms (Sigma und Colon transversum) mit End-zu-End Anastomose aus.

Alle bisher veröffentlichten Darmresektionen wegen Carcinom verliefen kurz nach der Operation unglücklich, Czernys

Patientin überstand den Eingriff gut, genas zunächst, starb jedoch Monate später am Rezidiv.

Czernys doppelreihige Darmnaht 1878

Der Erfolg des chirurgischen Vorgehens am Darm hängt entscheidend von der Technik der Naht ab. Im Jahre 1826 hatte Antoine Lembert (1802–1851) eine neue Nahttechnik angegeben, die für die Entwicklung der Bauchchirurgie größte Bedeu-

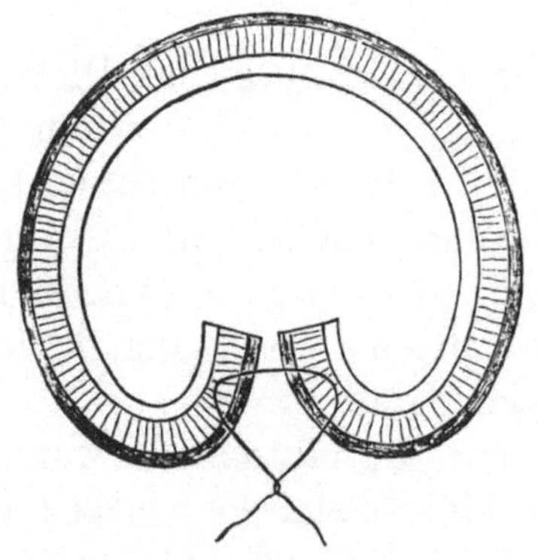

Abb. 25. Knopfnaht nach Lembert

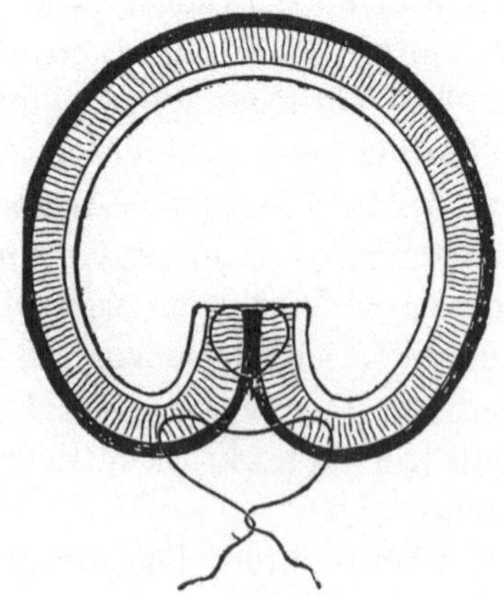

Abb. 26. Knopfnaht nach Czerny

tung erlangen sollte. Er vereinigte den Darm durch Einzelnähte, die nur durch die Serosa und Muscularis führten. Dadurch wurden seröse Flächen adaptiert und die freien Wundränder nach innen umgestülpt. Durch Mißerfolge nach dieser einschichtigen Naht veranlaßt, kam Czerny 1878 in Heidelberg auf den Gedanken, eine zweireihige Nahtkombination anzuwenden (Czerny 1880). Das Prinzip der zweireihigen Naht ist den vorangegangenen 2 Abbildungen zu entnehmen.

Diese neue Darmnahttechnik erwies sich als sicher und fand große Verbreitung.

Temporärer Verschluß des Colon bei Carcinom
nach Wilms 1908

Auch die von Max Wilms, Lehrstuhlinhaber der Heidelberger Chirurgie von 1910–1918, angegebene seitliche Colonfistel mit passagerer Blockade des distalen Abschnittes diente der Nahtsicherung nach Resektion eines Darmcarcinoms. Wilms war sich der Schwierigkeiten, Coloncarcinome einzeitig zu operieren, durchaus bewußt. Seine Überlegungen gingen dahin, daß es von Vorteil sein müßte, den Darminhalt für eine geraume Zeit nach der Operation vollkommen von der Naht fernzuhalten. Eine völlige Ablenkung des Stuhles und damit ein Leerbleiben des ausgeschalteten Teiles war bislang nur zu erreichen, wenn ein Anus praeter naturalis angelegt wurde. Der Darm mußte also mit dem Lumen des zu- und abführenden Schenkels nach außen fixiert werden.

Max Wilms' Idee war es 1908, nach Resektion des Carcinoms und End-zu-End-Naht oberhalb der Anastomose einen Verschluß des Darmlumens innerhalb des Abdomens anzulegen. Dieser Verschluß sollte dem Stuhl temporär die Passage versperren und dennoch jederzeit ohne allzu großen operativen Eingriff zu lösen sein. Proximal dieser Verschlußstelle war nach Wilms zur Entleerung des Stuhles nicht ein Anus praeter naturalis nötig, sondern nur eine seitliche Darmöffnung, eine Fistel, die sich später von selbst schließt . Wilms' Vorgehen war folgendes:

Ein ziemlich starker Metalldraht wird in die Form einer Haarnadel gebogen (auch eine gewöhnliche Haarnadel läßt sich verwenden) und der Darm in die Öffnung der Nadel hineingezogen, so daß das eine Nadelende durch das Mesenterium durchgeschoben wird und beide Enden also auf der gleichen Mesenterialseite liegen. Nun werden die beiden Schenkel so nahe mit der Zange oder mit den Fingern zusammengedrückt, daß sie den Darm zudrücken, aber nicht zu stark quetschen, weil sonst ein Durchschneiden erfolgt. Abb. 27a zeigt die Lage der Haarnadel.

Um eine gleichförmige Kompression des Darms für die gewünschte Dauer von Wochen oder Monaten zu erhalten, müssen die unteren Enden der Nadel jetzt gegeneinander fixiert werden. Das geschieht am besten durch lockeres Umschnüren mit einem Seiden- oder Zwirnfaden. Damit dieser Faden nicht von der

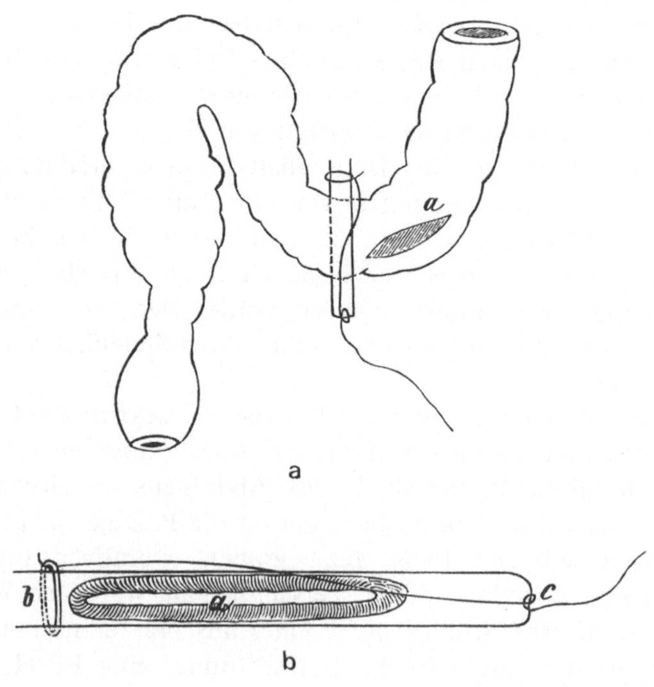

Abb. 27a, b. Verschluß des Colon durch Haarnadel nach Wilms (1908)

Nadel abgleitet, schlingt man das eine Ende um die Nadelbiegungsstelle herum. Diese Biegungsstelle c wird vorher so gebogen, wie es Abb. 27b zeigt.

Dadurch wird das Abgleiten des Fadens verhindert. Die Nadel kann so gelagert werden, daß ihr gebogenes Ende in der Wunde sichtbar bleibt, oder man schlingt um das gebogene Nadelende noch einen Draht oder einen Faden und leitet diesen mit dem ersten Faden zur Wunde heraus und fixiert sie außen durch Naht, Klemmen oder Heftpflaster an der Haut. Oberhalb, d.h. magenwärts von dem Verschluß durch die Nadel, wird nun eine seitliche Colostomie angelegt, um dem Stuhl freien Abfluß zu verschaffen.

Die Darmnaht an der Resektionsstelle bleibt also bei dieser Methode frei von jeder Spannung, der Darm ist vollkommen leer. Somit ist die Chance der Heilung wesentlich günstiger, als wenn der Stuhl schon nach kurzer Zeit die Nahtstelle passiert. Will man die Passage wieder freigeben, so löst man den einen Faden, der die Nadelenden umschnürt, bei c und zieht mit dem anderen Faden die Nadel nach außen. Dabei gleitet die fixierende Schnürung b an der Spitze ab und die Nadel kann entfernt werden.

Wilms erzielte mit dieser Art der Ausschaltung des Colon bei Darmcarcinomen sehr gute Resultate. In seinem Bericht aus dem Jahre 1908 erwähnt er 6 derartige Operationen bei Carcinomen, sämtlich mit glatten Heilungen! Wilms empfahl sein Vorgehen besonders für diejenigen Fälle, bei denen die Darmnaht ziemlich tief im kleinen Becken angelegt werden muß und eine genaue Adaptierung der Muscularis und Serosa Schwierigkeiten bereitet. Das gilt besonders für diejenigen Carcinome, die an der Grenze von Flexura sigmoidea und Rektum liegen.

In der Frage der operativen Behandlung des Coloncarcinoms wurde im Laufe der Zeit die Zahl der technischen Varianten immer größer. Hinsichtlich der Anastomosenbildung nach Resektionen, ob sie End-zu-End oder Seit-zu-Seit erfolgen sollte, bestand keine einheitliche Meinung. Jede Methode weist ihre Vor- und Nachteile auf und hat auch heute noch ihre Anhänger.

Mit der Verbesserung der operativen Technik und der postoperativen Therapie sind die Grenzen einzeitiger Colonresektionen erheblich erweitert worden, so daß diese immer mehr den mehrzeitigen Eingriffen vorgezogen wurden.

Die einzeitige radikale Resektion des vom Carcinom befallenen Dickdarmabschnittes unter Wiederherstellung seiner Kontinuität stellt heute das Idealverfahren in der operativen Therapie des Coloncarcinoms dar.

Erste sakro-abdominale Rectumexstirpation 1883 durch Czerny

Das Rectum bedeutete bis zur Mitte des 19. Jahrhunderts aufgrund seiner versteckten Lage und damit schwierigen operativen Zugänglichkeit für den Chirurgen ein "Noli me tangere". Beim Vorliegen eines Rectumcarcinoms beschränkte sich die Behandlung auf Dehnung, Inzision oder Kauterisation von Stenosen. Der Anatom Béclard forderte 1822, den unteren Mastdarmabschnitt bei krebsiger Verhärtung zu entfernen. Die erste Rectumexstirpation gelang Lisfranc 1826. Er resezierte das Rectum oberhalb des Tumors nach Umschneidung des Afters und trichterförmiger Präparation bis über den Tumor hinaus, unter Mitnahme des Sphincters. Den Mastdarmstumpf nähte er in den Wundrand als Anus sakralis ein. Am Ende des 19. Jahrhunderts galten nur die tiefsitzenden Rectumcarcinome der operativen Therapie als zugänglich. Das damals übliche Verfahren war die sakrale Operation. Richard von Volkmann (Professor für Chirurgie in Halle von 1867—1889) inaugurierte in Deutschland die kombinierte Methode. Darunter versteht man diejenigen Eingriffe, bei denen das Rectum mit dem Carcinom sowohl von der Bauchhöhle als auch vom Darm freigelegt, und der tumortragende Teil desselben entfernt wird. Hierbei kann der Eingriff von der Bauchhöhle aus begonnen und vom Damm her zu Ende geführt werden (abdomino-sakral), oder es kann der umgekehrte Weg benutzt werden (sakro-abdominal). Die Eingriffe können als Amputation oder als Resektion durchgeführt werden.

Der erste Chirurg, der das kombinierte abdomino-sakrale Verfahren in der Tat am Menschen anwandte, ohne es allerdings als prinzipiell neue Methode zu bezeichnen, war König 1882.

46

Czerny schlug im Jahre 1883 in Heidelberg den sakro-abdominalen Weg als Notoperation ein, als er ein zu hoch hinaufreichendes Carcinom auf dem sakralen Weg allein nicht entfernen konnte. Er anastomosierte den Darm nach der Resektion End-zu-End.

Dennoch ließ sich bislang noch keine systematische Entwicklung im operativen Vorgehen beim Rectumcarcinom erkennen. Die Erfahrung beschränkte sich auf Einzelfälle.

Die Blitzbehandlung (Fulguration) des Rectumcarcinoms durch Czerny 1908

Neben dem operativen Vorgehen in der Therapie des Rectumcarcinoms wurde die Blitzbehandlung (Fulguration) versucht. Hier war es wieder Czerny, der in Deutschland die entscheidenden Grundlagen der Elektrochirurgie in der Behandlung von Tumoren legte. Ausgangspunkt bildeten die Arbeiten des Physikers Nikola Tesla (1891) über die Ausnutzung der Wärmeerzeugung durch hochfrequente Wechselströme im menschlichen Körper. Parsons unternahm als erster Versuche, Krebsgewebe durch konstante elektrische Funken, die er von 1 zu 10 Sekunden überspringen ließ, zu zerstören, wozu er eine Stromintensität von 500—800 Milliampere gebrauchte. Nachdem Parsons 1897 die Gewebszerstörung durch Funkenströme — die sogenannte Fulguration — in die Krebstherapie eingeführt hatte, trat im September 1906 De Keating-Hart aus Marseille mit seiner "Sidération", Blitzbehandlung der Krebse, auf dem Kongreß der Elektrologie an die Öffentlichkeit. Das Wesentliche dieser Methode bestand darin, möglichst kräftige Blitzfunkenbüschel von einer Metallelektrode längere Zeit hindurch 5, 10, sogar 40 Minuten lang auf carcinomatöse Neubildungen in 2—4 cm Distanz mit häufigem Ortswechsel einfallen zu lassen, während der Kranke sich in tiefer Narkose befand. Die bestrahlte Krebspartie wurde anschließend mit dem Messer exstirpiert oder mit dem scharfen Löffel enukleiert oder abgeschabt, und die Wundflächen abermals 10—15 Minuten lang fulguriert, um die noch zurückgebliebenen Krebszellennester zu zerstören.

Die Wirkung dieser auf das Gewebe überspringenden Funken wurde von De Keating-Hart als mechanische angesehen; die Zellen sollten durch den Aufprall der Funken zertrümmert werden. Um die Hitzewirkung, die Nebenverletzungen verursachen konnte, auszuschalten, gebrauchte er einen gleichzeitig auf das Gewebe gerichteten Kühlstrom von Kohlensäure.

Diese Behandlungsmethode, die besonders für die inoperablen Fälle maligner Geschwülste aussichtsreich erschien, wurde in

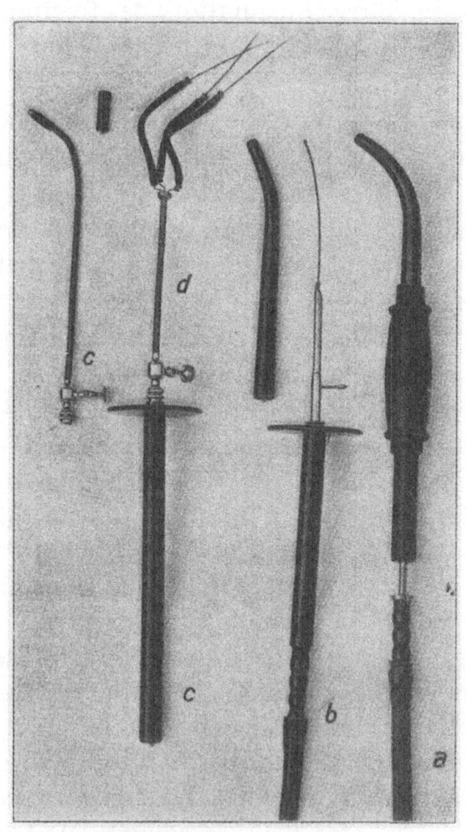

Abb. 28. Elektroden
a von De Keating-Hart;
b und *c* Heidelberger Elektroden:
d Nadeln zur Fulguropunktur
(Czerny 1908)

Deutschland in erster Linie von Czerny mit großen Hoffnungen aufgegriffen und auch bei Rectumcarcinomen angewandt. Durch mannigfaltige Erforschung dieses Verfahrens wies Czerny nach, daß sich die Wirkung von Fulguration lediglich auf die Oberfläche der Carcinome beschränkte. Seine weiteren Bestrebungen in der Krebstherapie gingen dahin, größere Tiefenwirkung durch bipolare Anwendung der ursprünglich von De Keating-Hart monopolar gebrauchten Fulguration zu erreichen. Czerny nannte diese Methode Fulguropunktur oder Fulgurolyse. Die dazu benötigten Elektroden ließ er sich durch den Heidelberger Instrumentenmacher Fr. Dröll herstellen. Im wesentlichen benutzte er zwei Elektroden (Abb. 28): Die eine mit durchbohrtem Griff (b), durch welchen CO_2 aus einer Bombe und Kautschukschlauch neben der knopfförmigen Metallelektrode entweicht. Die deckende Vulkanithülse ist verschieblich, so daß man die Funkenlänge in Höhlen, wo man nicht exakt sehen kann (Uterus, Nasen-, Mundhöhle, Rectum), dadurch regulieren kann. Die zweite Elektrode (c, c) besteht aus einer 20 cm langen, mit rotem Katheter isolierten, geknöpften Kupfersonde, die zur Fulgurierung ohne CO_2 benutzt wurde.

Die bipolare Anwendung (Lichtbogen-Operation) hatte vor der ursprünglich benutzten monopolaren Methode den großen Vorzug, daß die Funkenbildung an der Nadelspitze geringer war, so daß die Wirkung genauer geleitet werden konnte. Während bei der Fulguration Funken aus 5–7 cm Entfernung übersprangen, betrug die Länge des Lichtbogenfunkens Bruchteile eines Millimeters.

Czerny berichtet, daß die von ihm durch Elektrokoagulation und Lichtbogenoperation behandelten Rectumcarcinome günstig beeinflußt wurden. In der Tat erzielte Czerny mit diesem neuen Verfahren vorübergehende Erfolge bei Carcinomen, die als inoperabel zu bezeichnen waren. Von Heilungen konnte jedoch nicht gesprochen werden.

Trotz der durch Czerny geschaffenen wesentlichen Grundlagen der Elektrochirurgie entwickelten sich diese Verfahren in der operativen Therapie des Rectumcarcinoms in Deutschland zunächst nicht weiter.

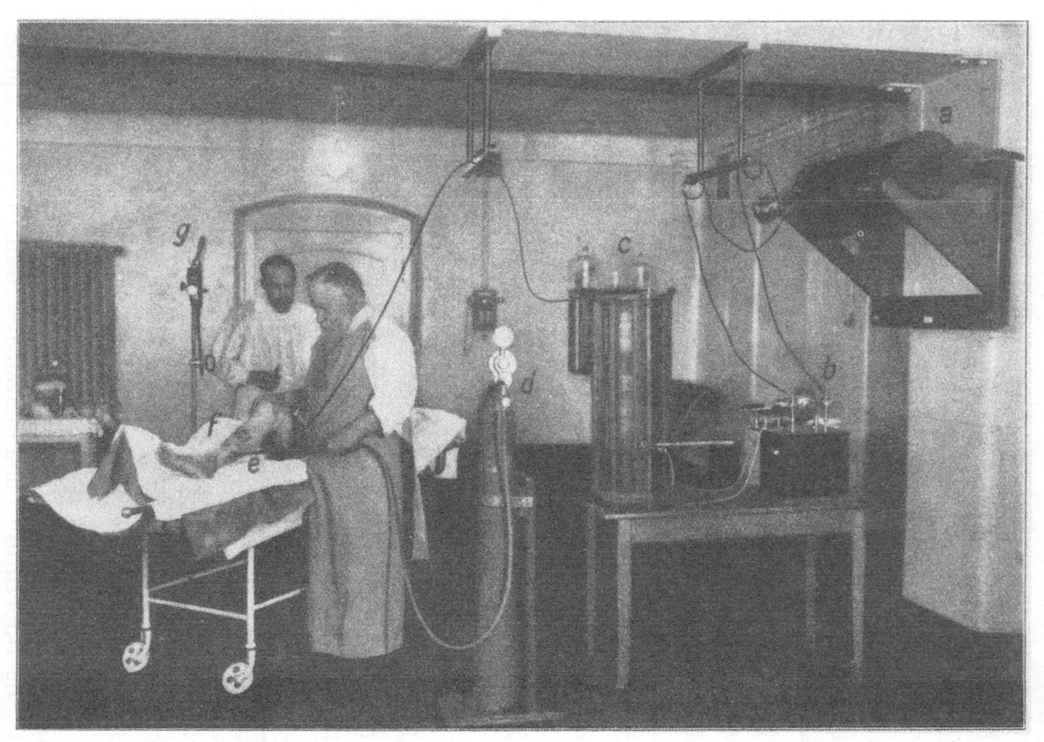

Abb. 29. Übersichtsbild über den Fulgurationsapparat. *a* Induktor; *b* Petroleumkondensor mit Funkenstrecke; *c* Resonator; *d* Kohlensäurebombe mit Reduktionsventil; *f* Patient mit der genäherten Elektrode (*e*); (Czerny 1908)

Erst der allmähliche Ausbau der für die besonderen Zwecke der Elektrochirurgie geeigneten Apparate führte dazu, daß heute die Elektrokoagulation unter den palliativen Verfahren beim Rectumcarcinom eine Behandlungsmöglichkeit darstellt.

Das synchrone Verfahren
der abdomino-sakralen Radikaloperation des Rectumcarcinoms
nach Kirschner 1934

Der Beginn des 20. Jahrhunderts brachte der weiteren Entwicklung in der Therapie des Mastdarmkrebses mannigfaltige Variationen im chirurgischen Vorgehen, jedoch kein grundsätzlich einheitliches Operationsverfahren. Der kombinierten Methode stand man immer noch mit Skepsis entgegen, erst allmählich wurde sie in Deutschland gewagt. Verbesserte Heilungsergebnisse bestätigten die Richtigkeit ihrer Anwendung. Die hohe Mortalität nach dem kombinierten Operationsverfahren veranlaßte viele Chirurgen zur Teilung dieses Eingriffs und zu mehrzeitigem Vorgehen. Hierbei wurden wertvolle Erfahrungen gewonnen, so daß die Anwendungsbreite der mehrzeitigen Operationen nach und nach wieder eingeschränkt und das einzeitige Vorgehen stärker betont werden konnte.

Viktor Schmieden, Professor für Chirurgie in Frankfurt/Main (1919–1945), bezeichnete es 1923 als ein "Ziel der Zukunft, wenn irgendmöglich auf die *einzeitige, radikale, abdomino-sakrale* Amputation des Colon pelvinum, des Rectum und der gesamten Pars analis loszusteuern" (Schmieden 1923). Martin Kirschner, Lehrstuhlinhaber der Heidelberger Chirurgischen Klinik von 1933–1942, hat diesen von Schmieden 1923 als "Ziel der Zukunft" bezeichneten Standpunkt bereits 1916 erreicht! Er führte nämlich schon seit Anfang des Jahres 1916 die Amputatio recti nach dem kombinierten Verfahren unter Anlegung eines definitiven Anus abdominalis in allen Fällen grundsätzlich aus. In den folgenden Jahren verbesserte Kirschner seine operative Technik, bis er im Jahre 1934 in Heidelberg mit seinem "synchronen Verfahren der abdomino-sakralen Radikaloperation"

51

einen entscheidenden Beitrag zur operativen Therapie des Rectumcarcinoms leistete.

Dabei ging er von dem bei der Radikalbehandlung bösartiger Geschwülste durch die gesamte Chirurgie einheitlich hindurchgehenden Prinzip aus, zugleich mit dem primären Tumor auch die für die Metastasierung in Frage kommenden Drüsen- und Lymphgefäße möglichst zu entfernen, und zwar auch dann, wenn sie makroskopisch noch nicht von der Erkrankung ergriffen sind!

Dieses Prinzip, das Kirschner als "Ideal der operativen Krebsbehandlung" bezeichnete, konnte seiner Meinung nach nur eingehalten werden auf dem Weg der von v. Volkmann inaugurierten "kombinierten Methode". Der von Kirschner vertretene Standpunkt, den Mastdarmkrebs grundsätzlich auf dem kombinierten Weg anzugreifen und bei Wegfall des Schließmuskels immer einen Anus abdominalis anzulegen, erfährt seiner Meinung nach auch dann keine Einschränkung, wenn das Carcinom als Analkrebs am untersten Ende des Mastdarms sitzt.

Kirschner wählte den abdomino-sakralen Weg, indem er operativ zunächst von "oben" (per laparatomiam) und dann von "unten" (coccygeal, sakral oder perineal) vorging. Seine Idee war es nun, ohne Lageänderung des Kranken und ohne Zeitintervall den 1. Operationsakt, den Akt "von oben" und den 2. Operationsakt, den Akt "von unten" zeitlich nebeneinander — synchron — auszuführen. Hierzu waren zwei Operateure mit getrennten Assistenten, Schwestern und Instrumenten erforderlich. Das Schwergewicht des Eingriffs liegt auf dem ersten, dem abdominalen Teil, in dem die Auslösung des Mastdarms aus dem kleinen Becken vom Bauch aus, soweit wie möglich, d.h. bis hart an den After erfolgt. Kirschner ließ sich einen eigenen Operationstisch bauen, der es gestattete, den Kranken in steile Beckenhochlagerung und in Steinschnittlage zu bringen: Am unteren Ende des Operationstisches wird ein 1,40 m hoher Bügel beiderseits so befestigt, daß er, deckenwärts gerichtet, mit der Tischplatte einen Winkel von etwa 110° bildet. Dieser Winkel läßt sich im Bedarfsfall verstellen. Die Unterschenkel des Kranken werden sorgfältig mit Ledergamaschen bandagiert. Die Ledergamaschen werden mit Hilfe zweier Stricke derart an den Quer-

52

teil des Bügels befestigt, daß der Kranke mit seinen Beinen an den
Bügeln hängt, und sein Gesäß bis über die Mitte des Kreuzbeines
frei über die Tischkante hervorragt. Der übrige Teil des Kreuzbeines ruht auf dem Tisch. Die in den Kniegelenken leicht
gebeugten Beine werden durch schwammgummigepolsterte
Beinhalter gestützt, die sich in jeder beliebigen Lage feststellen
lassen. Es ist eine steile Beckenhochlagerung – mindestens in
einem Winkel von 45° – erforderlich. Dadurch kommt das
Kreuzbein aus der üblichen horizontalen in eine fast senkrechte
Ebene mit aufwärts zeigender Spitze, so daß beide Operateure
gleichzeitig und vollkommen unbehindert voneinander, an ihren
frei zugänglichen, übersichtlichen Operationsgebieten arbeiten
konnten (Abb. 30).

Während der Hauptoperateur den vom Knochenrand der
Symphyse bis zum Nabel reichenden medianen Laparotomieschnitt führt, infiltriert der Neben-Operateur das perirectale
Bindegewebe mit Hilfe des Hochdrucklokalanästhesieapparates.
Erst wenn der obere Operateur nach Revision der Bauchhöhle
und des Beckeneingangs den Befehl zur Radikaloperation gegeben hat, beginnt der untere Operateur seine operative Arbeit,
die er fast ausschließlich mit dem elektrischen Messer führt.
Nach dem Zunähen des Rectums, der Resektion des Steißbeins,
sowie des unteren Kreuzbeinwirbels, löst er das untere Rectum-
ende mit dem Sphincter seitlich aus und befreit es vorn von der
Harnröhre und vom unteren Abschnitt der Prostata oder von
der Vagina.

Der obere Operateur mobilisiert von links her das Meso-
sigmoideum, sucht sich die für die Durchtrennung des Darms
günstigste Stelle und legt einen Gummischlauch um den Darm
durch eine unmittelbar am Ansatz des Mesenteriums gesetzte
Lücke. Von hier führt er auf jeder Seite des Mesosigmoideums
einen Schnitt durch das Peritoneum viscerale, ohne hierbei
die Gefäße zu verletzen. Indem beim Mann die Blase, bei der
Frau der Uterus und die Adnexe und weiterhin die seitlichen
Abschnitte des Beckeneingangs mit scharfem Haken stark in die
Höhe gezogen werden und der Darm mit einem Spezialspatel
zur Seite oder nach hinten gedrängt wird, wird das Peritoneum
um den Darm lyra- oder racketförmig durchschnitten. Es erfolgt

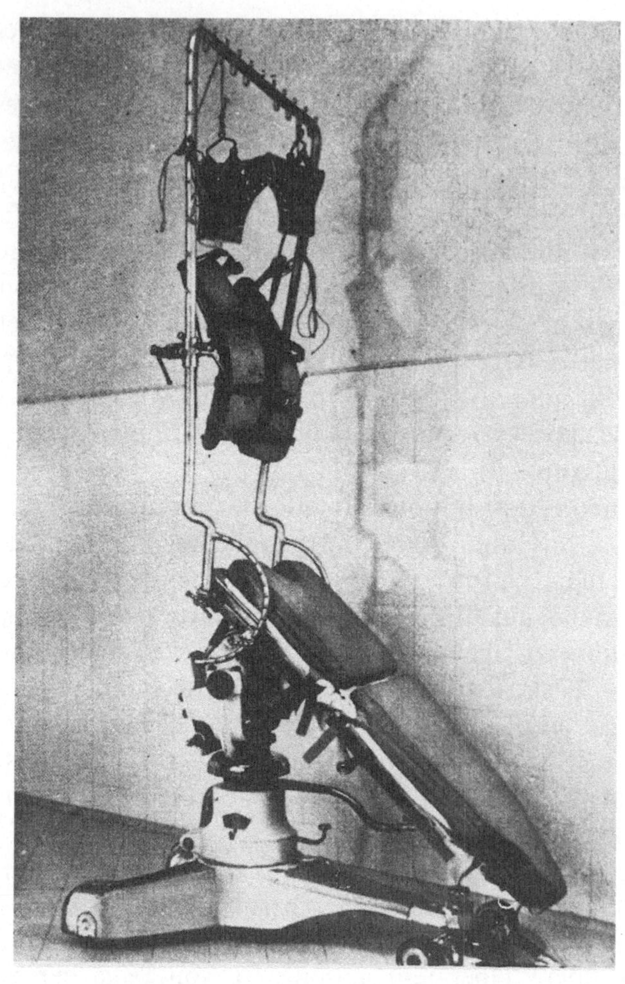

Abb. 30. Operationstisch in Beckenhochlagerung mit dem Galgen und den Befestigungsvorrichtungen für die Beine nach Kirschner (1934)

jetzt die Durchtrennung des Colon sigmoideum mit Hilfe des Petzschen Nähapparates und die Einstülpung der beiden Stümpfe. Ist der obere Operateur an das Promontorium gelangt, so schiebt er nach Durchtrennung der A. sacralis med. das Colon pelvinum und das Rectum von der Vorderseite des Kreuzbeines stumpf ab, wobei er in das vom unteren Operateur angelegte Anästhesie-flüssigkeitsödem und in den von unten vorgetriebenen Tunnel

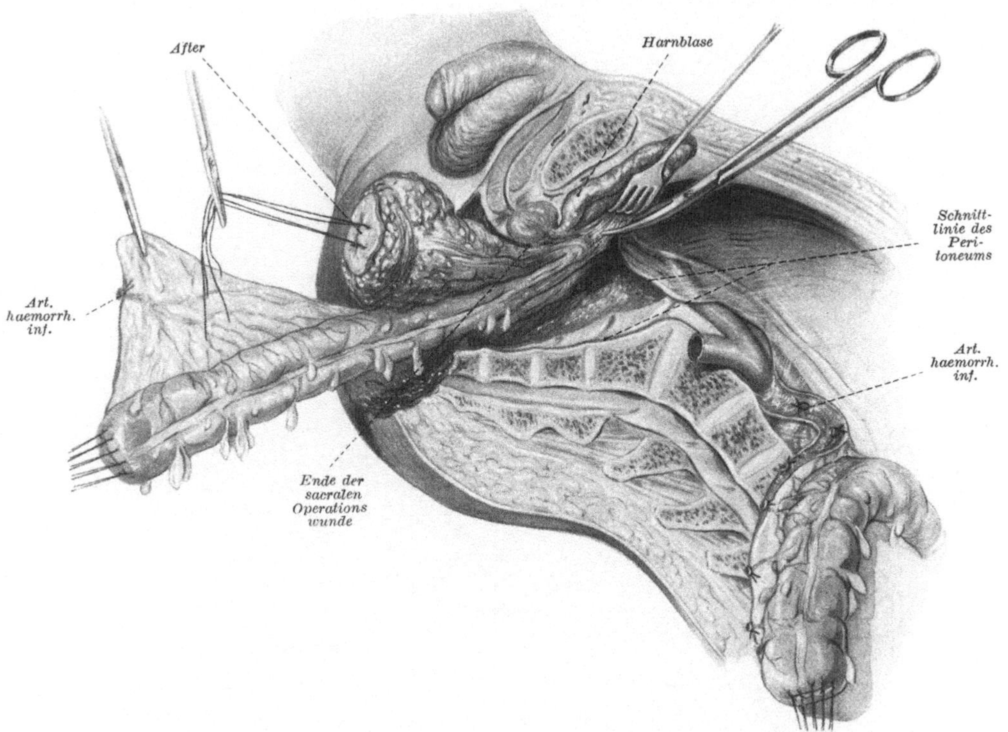

Abb. 31. Schnitt in der Medianebene des kleinen Beckens bei der Rectum-exstirpation. Der im Bereiche des Colon sigmoideum durchtrennte Darm ist vom Bauche aus, der Mastdarm und der After sind von einer sakralen Wunde aus weitgehend mobilisiert, so daß die beiden Operationsgebiete vor dem Kreuzbein vereinigt sind. Der abführende Darmschenkel des Colon sig-moideum ist zur sakralen Operationswunde herausgeleitet und wird von der Bauchseite aus von seinen letzten Verbindungen mit der Harnblase befreit (Kirschner 1934)

gelangt. Hiermit ist die Verbindung zwischen dem unteren und oberen Operationsgebiet hergestellt.

Nachdem der Tunnel beiderseits ausreichend erweitert ist, setzt der obere Operateur die zirkuläre Auslösung des Darms aus dem kleinen Becken fort. Sobald die weitere Auslösung des Darms auf Schwierigkeiten stößt, läßt der obere Operateur die lang gelassenen, mit einer Glaskugel beschwerten Verschluß-fäden des aboralen Sigmoidstumpfes entlang der Vorderfläche des Kreuzbeines durch den Tunnel abwärts gleiten, und der untere Operateur zieht sie mit dem nachfolgenden Darm nach

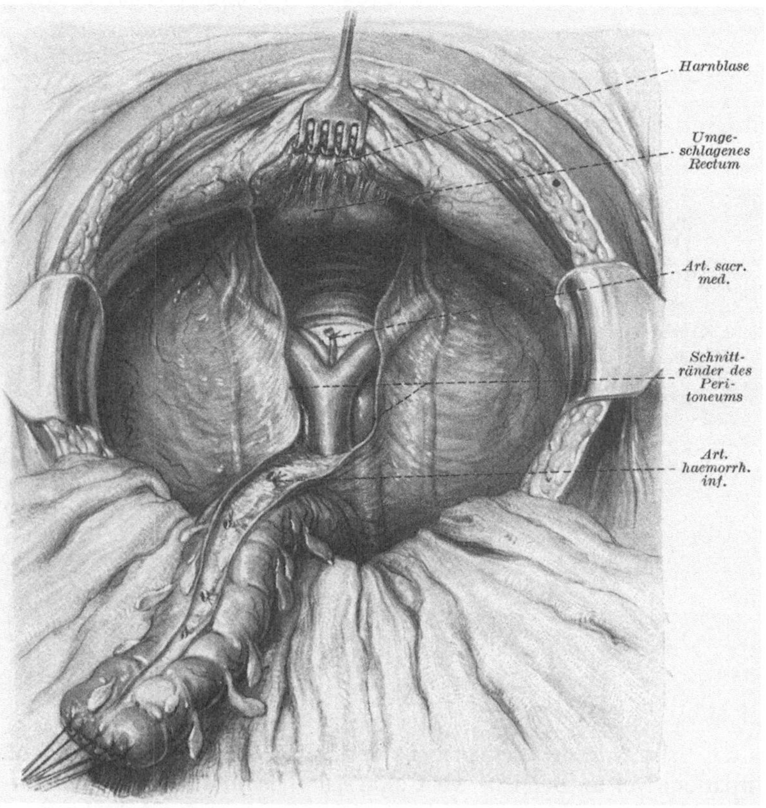

Abb. 32. Blick auf die gleiche Operation wie die vorhergehende Abb. von der Bauchseite. Der zur sakralen Operationswunde herausgeleitete, nach hinten umgeschlagene Darm hängt noch mit einigen Faserzügen an der Harnblase (Kirschner 1934)

unten. Der obere Operateur kann dann bei vollständig entleertem Beckeneingang die sich anspannenden Verbindungsstränge zwischen Darm und Umgebung mit langer Schere unter Leitung des Auges Schritt für Schritt durchtrennen, und damit erfolgt die endgültige Ablösung des Darms (Abb. 31, 32).

Anschließend wird das Peritoneum durch fortlaufende Seidenknopfnähte so sorgfältig verschlossen, daß kein Pertionealdefekt in der Bauchhöhle zurückbleibt. Das zuführende Darmende wird als Anus iliacus in der linken Unterbauchgegend durch eine besondere Öffnung aus der Bauchhöhle herausgeleitet.

Die lückenlose Naht der mittleren Bauchdeckenwunde — Peritoneum parietale und Linea alba getrennt — beendet die Operation. Als wesentliche Vorteile des synchronen Operationsverfahrens bezeichnete Kirschner:

1. Beträchtliche Zeitersparnis
2. Beträchtliche Erleichterung der Technik und Steigerung der Sicherheit des Vorgehens
3. Steigerung des Überblicks und der Zugänglichkeit zum Operationsgebiet von oben
4. Leichtigkeit und Sicherheit des Verschlusses des Beckenbodenperitoneums
5. Vollkommene Fertigstellung der gesamten Operation in einem Akt.

Die sakro-abdominelle Rectumexstirpation nach K.H. Bauer 1952

Der allein maßgebende Standpunkt der Krebsbekämpfung des Mastdarms ist nach K.H. Bauer die Monobloc-Exstirpation des ganzen Rectums und Mesorectums mitsamt ihres gesamten Lymphabfluß- und Lymphdrüsengebietes.

Gegenüber dem abdomino-sakralen Vorgehen wählte K.H. Bauer, Lehrstuhlinhaber der Heidelberger Chirurgie von 1943–1962, den umgekehrten Weg, d.h. er führte den ersten Akt des Eingriffs sakral, den zweiten Akt abdominal aus. Eine Notsituation hatte ihn auf diesen Gedanken gebracht: Bei einem

67jährigen war es bei dem Versuch der sakralen Amputation wegen der Faustgröße des dem Promontorium unten fest aufsitzenden Carcinoms nicht möglich, oberhalb des Tumors ans Mesosigma heranzukommen. In dieser Zwangslage reponierte er das sakral bereits mobilisierte Rectum mit dem Tumor in die sakrale Wundhöhle und beendete den Eingriff nach Umlagerung des Patienten auf abdominellen Weg. Die Vorteile dieses Vorgehens waren ihm sogleich derart einleuchtend, daß er von diesem Zeitpunkt an (2. September 1940 in Breslau) nur noch auf diese Art operierte.

Die Lagerung erfolgt nach Voelcker und Westhues: Durch die Lagerung auf der Vorderfläche der Oberschenkel einerseits und auf der Thoraxvorderwand andererseits schwebt das Abdomen frei, bei gleichzeitiger leichter Kopftieflagerung kann der dorsale Eingriff bei "leerem Becken" ausgeführt werden.

1. Sakraler Teil der Operation: Nach dem Einschieben eines Sublimattamponstreifens supraanal, wird der Anus durch eine Tabaksbeutelnaht verschlossen. Der dorso-mediane Hautschnitt beginnt 1 cm cranial von der Kreuzbein-Darmbeinverbindung und umschneidet den Anus rhomboid (Abb. 33).

Der Schnitt wird bis auf das Steißbein und die Levatorfaszie vertieft, das Steißbein wird exartikuliert. Eine Amputation ist nur selten erforderlich. Die dorsale Beckenfaszie wird in 2–3 cm

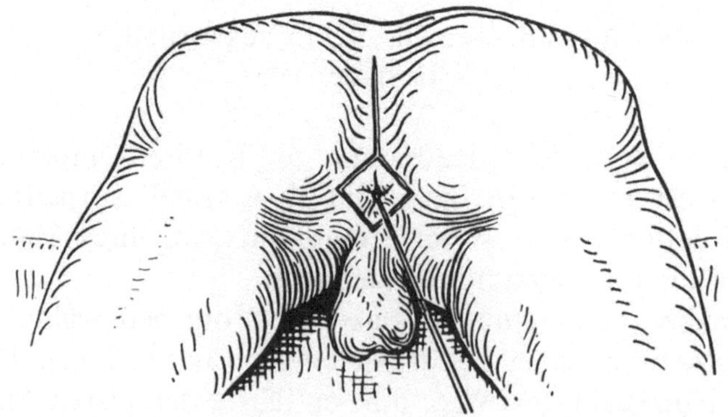

Abb. 33. Lagerung und Schnittführung für den sakralen Akt der sakro-abdominellen Rektumexstirpation nach Bauer (1952)

Länge exakt in der Mittellinie inzidiert. Durch die entstandene kleine Lücke dringt nun der linke Zeigefinger des Operateurs in die lockere gefäßarme Bindegewebsschicht zwischen Kreuzbein und Mesorectum ein und drängt Mesorectum und Rectum von der Innenfläche des Kreuzbeins ab. Die stumpfe Lösung wird mit Stieltupfer unter Kontrolle des Auges bis zum Promontorium fortgesetzt, dann wird das Rectum und Mesorectum auch von der seitlichen Beckenwand mit dem linken Zeigefinger abgedrängt. Im Anschluß daran unterfährt der linke Finger durch die Faszienöffnung hindurch zunächst auf der rechten, dann auf der linken Seite die Levatorplatte. Nachdem Zeige- und Mittelfinger in die Öffnung eingeführt sind, wird die Levatorplatte zwischen den beiden Fingern dicht oberhalb des inneren Sphincters schräg caudalwärts durchtrennt (Abb. 34).

Nach dem Einsetzen breiter Haken führt der Operateur die seitliche Mobilisierung und Ablösung des Mesorectums rechts und links von der Beckenwand aus. Das am Grunde der Wundhöhle liegende Rektum wird mit der linken Hand von dorsal her

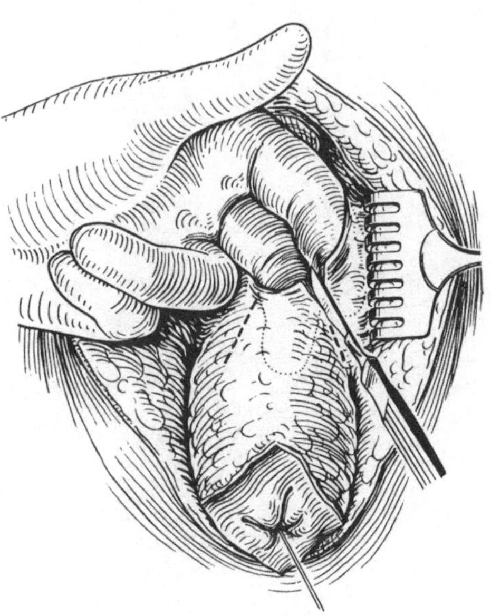

Abb. 34. Spaltung der Levatorplatte rechts und links vom Rectum zwischen zwei untergeschobenen Fingern nach Bauer (1952)

umgriffen, und von den Organen des ventralen Beckenraumes (Prostata, Blase, hintere Harnröhre) abgelöst — die Orientierung erfolgt mit dem rechten Zeigefinger, der die leicht erkennbare Rückfläche der Prostata palpiert. An der Vorderfläche des dorsal nach oben umgeschlagenen Rectums wird das Douglasperitoneum median durch eine kleine Längszinzision eröffnet und beiderseits bis zum tiefsten Punkt der Douglasfalte auf der gut zugänglichen Rectumvorderfläche gespalten (Abb. 35).

Das Peritoneum läßt sich jetzt mühelos von seinem Ansatz am Rectum bis hoch zum Promontorium hinauf beiderseits abtrennen. Damit ist das Rectum so beweglich geworden, daß es, in eine trockene Kompresse gehüllt und mit einer Mullbinde umwickelt, in die Tiefe der Beckenhöhle reponiert werden kann. Nach genauer Blutstillung folgt die Naht des Beckenbodens mit 3—5 Catgutknopfnähten, die Einführung zweier Drains an die Prostatarückfläche und in die Kreuzbeinhöhlung — beide Drains

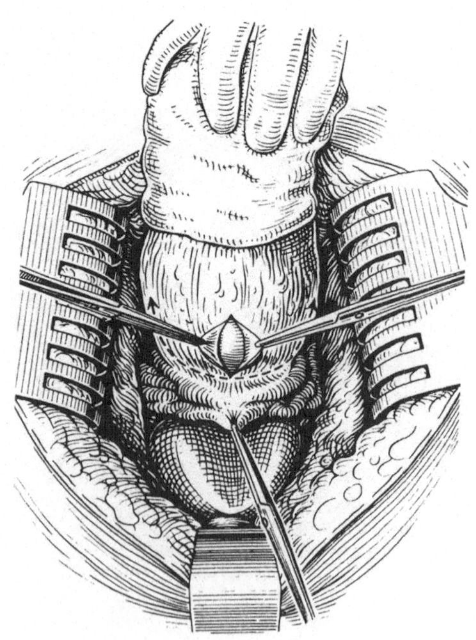

Abb. 35. Eröffnung des Douglasraumes nach Bauer (1952)

sollen nur 3–4 cm lang in den Beckenraum ragen – und die Hautnaht. Damit ist der sakrale Akt beendet.

2. Abdomineller Akt: Zum abdominellen Akt wird der Kranke auf einen zweiten vorbereiteten Operationstisch umgelagert. Operateur und Assistenten wechseln Mäntel und Handschuhe. Der Patient liegt in Rückenlage und leichter Beckenhochlagerung. Der linksseitige Pararectalschnitt verläuft von der Symphyse bis ungefähr zur Nabelhöhe. Nach Eröffnung des Peritoneums wird das bis zum Promontorium mobilisierte Rectum gefaßt, vor die Bauchdecken gebracht und nach links hochgeschlagen. Das Mesosigma wird cranialwärts so weit mobilisiert, daß in Höhe des 5. Lendenwirbels die A. haemorrhoidalis superior doppelt ligiert und durchtrennt werden kann. Die Mobilisierung des Rectums mit dem unteren Sigma erfolgt nun so weit als nötig, um eine Schlingenbildung unterhalb des späteren Anus praeter zu vermeiden.

Nun wird das Beckenperitoneum zweireihig mit Einzelknopfnähten vereinigt. Ist der Beckenraum durch die Peritonealnaht gegenüber der sakralen Wundhöhle völlig abgeschlossen, so ist noch die Wurzel des Mesosigmas einwandfrei durch die Nähte seines rechten und linken Serosablattes über dem Fettgewebe zu peritonealisieren.

Das Sigma wird ohne jede Schlingenbildung in direkter Fortsetzung des Descendens durch die Bauchwunde geleitet und mit 6–8 Einzelknopfnähten in das Parietalperitoneum eingenäht. Die übrige Wunde wird schichtweise verschlossen. Außerhalb der Bauchwunde wird ein 4–5 cm langes Colonstück zurückgelassen, das nach 12–14 Tagen leicht elektrochirurgisch abgetragen werden kann, wenn es sich nicht von selbst zurückzieht.

Das Vorgehen bei der Frau ist kaum verschieden. Die Vagina wird zur leichteren Auffindbarkeit austamponiert. Durch Zug am Rectum nach hinten oben wird das Septum recto-vaginale angespannt und durch stumpfes Vordringen in diesen wird das Douglasperitoneum erreicht. Das weitere Vorgehen ist wie beim Mann.

Nach K.H. Bauer hat diese Operationsmethode folgende Vorzüge gegenüber allen anderen:

1. Der Eingriff verläuft vom Hautschnitt bis zur letzten Hautnaht völlig aseptisch.
2. Es bedarf keiner Rücksichtsnahme auf die Gefäßversorgung des Rectums.
3. Der Eingriff schließt mit idealen Wundverhältnissen ab: Die Beckenhöhle ist nach dem tiefsten Punkt drainiert. In der Bauchhöhle bleiben keine Wundflächen zurück.
4. Der Eingriff gewährleistet sofortigen Abgang von Darmgasen und Stuhl.
5. Der Eingriff ist an Radikalität nicht zu übertreffen, da es das Rectum mit dem Carcinom und seinem Lymphabflußgebiet in einem Stück vollständig entfernt.

Unter Fritz Linder (1962–1981) wurde die Rectumexstirpation in der Tradition der Bauer-Schule in Form der sakro-abdominellen Amputation beibehalten. Die Indikationsstellung zu dieser Operation wurde präzisiert durch Beschränkung auf Carcinome des unteren Rectumdrittels, d.h. im Bereich bis zu 8 cm, gemessen vom Übergang äußere Haut – Analhaut unter Einbeziehung eines 2–3 cm messenden Analkanales, entsprechend der Regel: Alle mit dem Finger erreichbaren Tumoren müssen mitsamt des Sphincterapparates entfernt werden.

Bei Carcinomsitz im mittleren Rectumdrittel wurde die Möglichkeit der anterioren Rectumresektion mit Erhaltung der Kontinenz geprüft, welche abhängig ist von Geschlecht (Frauen eher als Männer), Alter (bei jugendlichen Patienten radikaleres Vorgehen), intraoperativem Ausbreitungsgrad und technischen Möglichkeiten (Klammerapparat).

Bei Unmöglichkeit der tiefen anterioren Rectumresektion beendete man den abdominal begonnenen Eingriff in Form der abdomino-sakralen Exstirpation. Für Tumoren des oberen Rectumdrittels wurde die anteriore Rectumresektion zur Regel.

Literatur

Bauer KH (1925) Technisches zur abdomino-sakralen Rectumexstirpation. Bruns Beitr Klin Chir 135:114–117

Bauer KH (1952) Über die sakro-abdominelle Rektumexstirpation. Chirurg 23:145–150

Czerny V (1880) Über Darmresektion. Berl klin Wschr 637–642

Czerny V (1892) (mit Walter Rindfleisch) Über die an der Heidelberger chirurgischen Klinik ausgeführten Operationen an Magen und Darm. Bruns Beitr klin Chir 9:661–803

Czerny V (1897) Therapie der krebsigen Strukturen des Oesophagus, des Pylorus und des Rectum. Berl Klin Wschr 34:780–783

Czerny V (1907) Chirurgische Behandlung des Darmes. In: Schwalbe J (Hrsg) Therapeutische Technik für die ärztliche Praxis. Ein Handbuch für Ärzte und Studierende. 581–605

Czerny V (1908) Über die Blitzbehandlung (Fulguration) der Krebse. Münch Med Wschr S 267

Enderlen E, Nordmann O, Schmieden, Körte (1925) Umfrage über die chirurgische Behandlung des Mastdarmkrebses. Med Klinik 21:1452

Enderlen E (1928) Ein kleiner Beitrag zur Resektion des Carcinoms im Bereich des Colon descendens. Schweiz med Wschr 58:569–570

Enderlen E (1933) Zu dem Aufsatz von Behrend: Zur operativen und radiotherapeutischen Behandlung der Krebse. Zbl Chir 60:2021–2022

Heuck G (1883) Zur Statistik der operativen Behandlung der Mastdarmkrebse. Arch f klin Chir 29:536–578

Kirschner M (1923) Zur Radikalbehandlung des Mastdarmkrebses. Arch f klin Chir 127:385–406

Kirschner M (1925) Umfrage über die chirurgische Behandlung des Mastdarmkrebses. Med Klinik 21:1492–1493

Kirschner M (1929) Alte und neue Vorschläge zur Ausrottung des Mastdarmkrebses. Chirurg 1:1–6

Kirschner M (1931) Die Radikalbehandlung des Mastdarmkrebses unter dem Einfluß der Elektrokoagulation. Münch Med Wschr 78:1167–1170

Kirschner M (1934) Das synchrone Verfahren der abdomino-sakralen Radikaloperation des Mastdarmkrebses. Chirurg 6:233–244

Kirschner M (1934) Das synchrone kombinierte Verfahren bei der Radikalbehandlung des Mastdarmkrebses. Arch f Klin Chir 180:296–308

Kirschner M (1937) Umfrage über die Diagnose und Behandlung des Dickdarmkrebses. Med Klinik 33:468

Linder F (1958) Tumoren des Dünn- und Dickdarms und ihre Therapie. Dt Med Journal 9:499

Linder F (1971) Colon- und Rektumcarcinom. Langenbecks Arch f Chir 329:302–311

Schmieden V (1923) Ueber die chirurg Behandlung der Mastdarmkarzinome. Dtsch Med Wschr 49:967

Schmidt GB (1892) Ueber die Operationsmethoden bei Rectumcarcinom und deren Enderfolge. Beitr zur klin Chir 9:409—434

Wilms M (1908) Temporärer Verschluß des Colon bei Resektionen oder Ausschaltung des Darmes. Dtsch Z Chir 96:225—229

ERSTE VAGINALE UTERUSEXSTIRPATION BEIM CERVIXCARCINOM DURCH CZERNY 1878

Auch auf dem Gebiet der gynäkologischen Carcinomtherapie wurden in Heidelberg entscheidende Impulse gesetzt. Im Jahre 1878 führte Czerny in Heidelberg die erste vaginale Uterusexstirpation beim Cervixcarcinom durch. In der Berliner Klinischen Wochenschrift 1882 war darüber zu lesen (Czerny 1882):

1. Mittheilungen aus der Heidelberger chirurgischen Klinik.

Beiträge zur vaginalen Uterusexstirpation.

Von

Prof. Czerny.

Die Freund'sche Uterusexstirpation hatte schon einen grossen Theil ihres Credites durch die grosse Mortalität, von welcher sie gefolgt war, eingebüsst, als ich zeigte, dass die Laparohysterectomie durch die Kolpohysterectomie ersetzt werden könne. In meiner diesbezüglichen Mittheilung führte ich aus, dass man bei der Operation von der Vagina viel besser die Grenzen der Erkrankung erkennen und leichter die Verletzung der Blase und Ureteren werde vermeiden können, dass ferner die Gefahr des Shoks durch die wegfallende Entblössung der Eingeweide, die Gefahr der septischen Infection des Bauchfelles durch die Krebsmassen vermindert werde. Der Uterus müsse allerdings bis zu einem gewissen Grade dislocirbar, die Zugänglichkeit vom kleinen Becken aus müsse eine genügende sein, um die vaginale Exstirpation zu ermöglichen.

Meine auf zwei Fälle gestützte Mittheilung hätte wohl nicht den raschen Sieg der Kolpohysterectomie herbeigeführt, wie es factisch geschehen ist, wenn nicht Billroth[1]) sich der Sache mit Feuereifer angenommen hätte. Am 23. März 1880 schrieb mir Billroth:

„Ihre Mittheilungen über die Totalexstirpation des Uterus von der Scheide aus haben mich so angeregt, dass ich die Operation gleich darauf gemacht habe . . . . Im Ganzen wird wohl jeder Operateur, der diese Operation zuerst macht und sieht (ich operirte in allen drei Fällen wegen Carcinom), erstaunt sein, wie einfach und sauber sie auszuführen ist".

Abb. 36. Publikation über die erste vaginale Uterusexstirpation durch Czerny 1878

Literatur

Czerny V (1879) Ueber die Ausrottung des Gebärmutterkrebses. Wiener medizin Wochenschr 29 (46–49): 1171–1174, 1198–1201, 1227–1231, 1279–1283

Czerny V (1882) Beiträge zur vaginalen Uterusexstirpation, in: Berliner klin Wochenschr 19 (46):693–696, 711–716

Czerny V (1891) Über Exstirpatio uteri sacralis. Beiträge zur klin Chirurgie 7:477–482

OPERATIVE THERAPIE DES UROGENITALSYSTEMS

Die traditionsreiche Geschichte der Heidelberger Urologie ist eng mit der der Chirurgischen Klinik verknüpft. Auf dem Gebiet der Chirurgie des Urogenitalsystems hatte Heidelberg immer eine Schrittmacherfunktion.

Entfernung eines szirrhösen Hodens nach Chelius 1825

Die Geschichte der urogenitalen Krebschirurgie beginnt mit Maximillian Joseph von Chelius (1794–1876), der am Weihnachtsabend des Jahres 1825 hier die erste dokumentierte Operation durchführte: die Exstirpation eines "in der Weiche gelegenen, szirrhoesen Hodens".

Der 20jährige Stephan Wolf klagte seit der Kindheit über eine zeitweilig schmerzhafte Schwellung in der linken Leiste. Man hielt diese für einen retinierten Hoden. Nach Celius war bei dem Patienten 11/2 Jahre vor seiner Aufnahme nach Heben einer schweren Last plötzlich ein äußerst schmerzhafter Leistentumor entstanden. Nachdem dem Patienten die Arbeit durch mechanische und schmerzhafte Behinderung unmöglich war, suchte er in der Heidelberger Klinik "Hülfe". Chelius diagnostizierte einen Cirrhus testiculi und schlug "als einziges, obwohl zweifelhaftes Mittel eine Exstirpation der Geschwulst vor". Am Weihnachtsabend 1825 wurde Stephan Wolf operiert.

Eine Skizze der praeoperativen Situation von damals zeigt uns eine große Geschwulst anstelle des retinierten Hodens (Abb. 37).

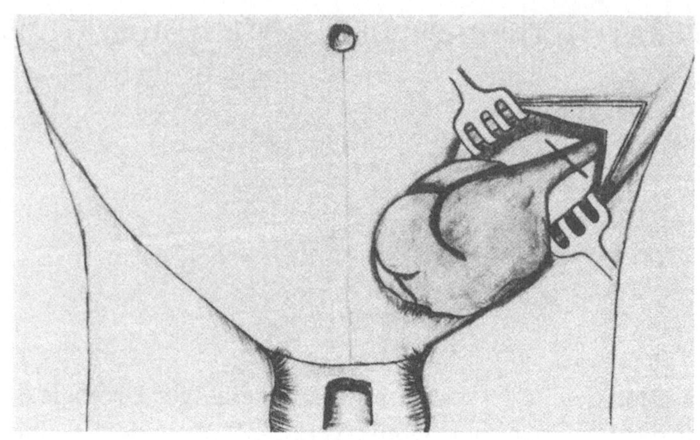

Abb. 37. Exstirpation eines in der Weiche gelegenen Hodens 1825
(Röhl 1965)

Der Samenstrang war bis zu dem inneren Inguinalring kräftig
verdickt und fest mit der Umgebung verwachsen. Bei der Unterbindung des verdickten Samenstranges wurde das Peritoneum
verletzt, so daß, wie Chelius schreibt, "sich ein geringer Teil des
Netzes hervordrängte, der sogleich von einem Gehülfen zurück-
gebracht wurde".

Chelius legte eine seidene Ligatur an den Samenstrang, zog
sie möglichst fest zusammen und schnitt den Samenstrang
unter derselben ab. Die Operationswunde wurde offen gehalten
und mit Heftpflaster und Kompressen bedeckt.

Eine postoperative arterielle Nachblutung wurde durch die
Unterbindung gestillt. Der Operationsschock mit kleinem,
schnellem Puls wurde mit wiederholten Aderlässen von insgesamt
55 Unzen, das sind etwa 1500 ml Blut, behandelt. Nach 2 Wochen
wurde die Ligatur des Samenstranges gezogen, und − nachdem
sich die Wunde geschlossen hatte − wurde der Operierte frei von
allen Beschwerden am 30. Januar 1826 entlassen.

Chelius fährt resignierend in seinem Bericht fort: "Leider
war, wie vorauszusehen, dieser Erfolg nicht dauernd. Nach
4 Wochen zeigte sich Wolf wieder in der Anstalt. In der Tiefe,
unter der Operationsnarbe, fühlte man eine große, harte Geschwulst." Chelius schließt seinen Bericht über Wolf lakonisch:

Der Hunger- und Schmierkur wollte er sich nicht unterwerfen und verließ gegen ärztlichen Rat einige Tage danach die Anstalt, ohne daß weitere Nachricht über ihn eingegangen wäre." (Röhl 1965).

Erste Nephrektomie durch Simon 1869

Die Behandlung von Nierenerkrankungen war bis dahin der inneren Medizin vorbehalten gewesen. Gustav Simon (1824–1876) eröffnete mit der am 2. August 1869 durchgeführten ersten erfolgreichen Nephrektomie die Tore zur modernen Nierenchirurgie. Durch zahlreiche Versuche an Hunden hatte Simon gezeigt, daß die Entfernung einer Niere vom Organismus toleriert wird, sofern die Restniere gesund ist. Nach Erarbeitung der Nephrektomietechnik an der Leiche wagte Simon den entscheidenden Schritt, indem er vor einem großen Auditorium zugereister Ärzte und Studenten bei der 46jährigen Margaretha Kleb in Chlorophormnarkose die linke Niere entfernte. Er benutzte hierzu einen linksseitigen Lumbalschnitt unter der 12. Rippe, um einen retroperitonealen Zugang zur Niere zu erreichen. Er befreite die Patientin durch diese Operation von einer quälenden Harnleiter-Scheiden- und Hautfistel, die nach einer Harnleiterverletzung einer 11/2 Jahre zuvor durchgeführten Entfernung der Gebärmutter aufgetreten war und die Patientin in einen "beklagenswerten Zustand" gebracht hatte. Die Operationsdauer betrug 40 Minuten, der gemessene Blutverlust 50 ml.

Eine Rekonstruktion des postoperativen Verlaufes nach den von Simon mitgeteilten Angaben gibt uns folgendes Bild (Abb. 38):

Da die Patientin aus Offenbach stammte und nach der Entlassung aus der Klinik immer wieder anreisen mußte, um auf Simons Wunsch den erfolgreichen Verlauf der Operation zu demonstrieren, nahm die Patientin schließlich eine Stelle in der Küche der Klinik an, so daß sie für eine Vorstellung vor Ärzten und Studenten jederzeit zur Verfügung stand (Simon 1871–1876; Abb. 39).

Nicht nur die Kühnheit des technischen Verfahrens, sondern auch die Sorgfältigkeit und Logik der praeoperativen Indikations-

69

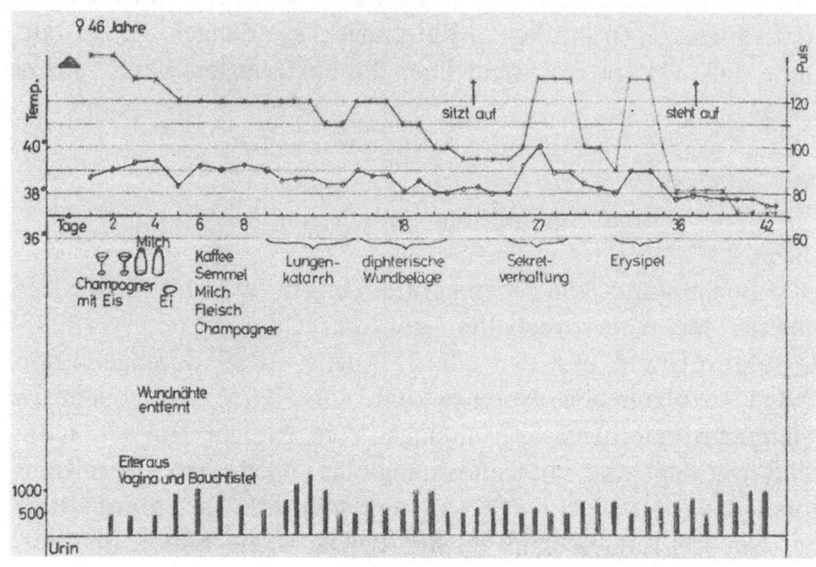

Abb. 38. Postoperativer Verlauf nach erster Nephrektomie 1869
(Röhl 1965)

stellung müssen wir bewundern. Der postoperative Verlauf zeigt,
daß zu dieser Zeit Fieber und frequenter Puls nicht mehr mit
Aderlässen wie bei Chelius behandelt, sondern eine durchaus zu
empfehlende Substitutionstherapie mit eisgekühltem Champagner,
Ei und Fleisch durchgeführt wurde. Der postoperative Verlauf
war nicht komplikationslos. Pneumonie und Wundinfekte haben
mehrfach den Operationserfolg in Frage gestellt. Erst nach
36 Tagen stand die Patientin auf.

Das Bahnbrechende dieser Operation erfährt der Leser im
Vorwort zur Chirurgie der Nieren 1871. Hier heißt es: "Der
Titel dieser Schrift 'Chirurgie der Nieren' wird manchen Kollegen
seltsam erscheinen. Denn man war bisher gewohnt, die Nieren-
krankheiten der inneren Medizin zur Behandlung zuzuweisen.
Durch die von mir vor 2 Jahren mit glücklichem Erfolg ausgeführte Exstirpation einer Niere dürfte die Ansicht der Unantast-
barkeit dieses Organes beseitigt sein" (Simon 1871–1876).

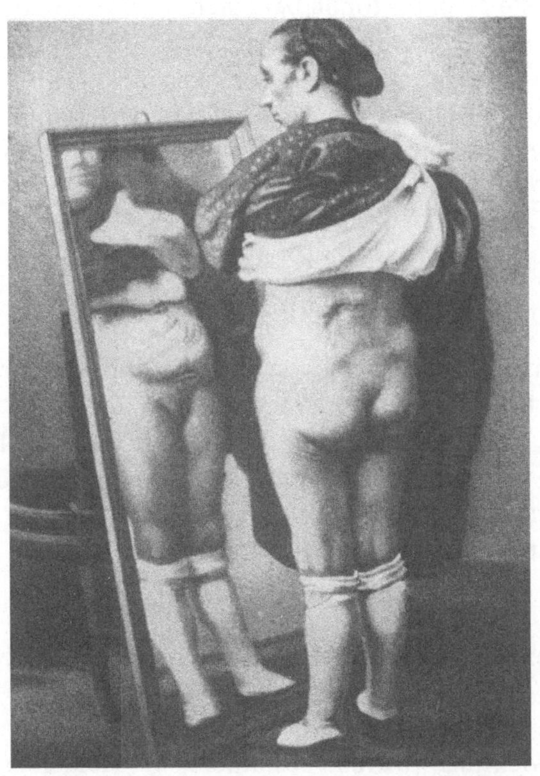

Abb. 39. Demonstration der Operationsnarben durch die Patientin
nach erster erfolgreicher Nephrektomie

Man möchte glauben, daß jetzt, nachdem die Tür zur Nierenchirurgie geöffnet war, über derartige Eingriffe zunehmend in
der medizinischen Welt berichtet worden wäre. Mehrere operative
Versuche in dieser Richtung wurden auch unternommen, aber die
Wundinfektion mit nachfolgender Sepsis forderte ihre Opfer und
ließ die Chirurgen vor derartigen Eingriffen zurückschrecken.
Vincenz Czerny berichtete 1879, daß in den 10 Jahren nach
Simons erster Nierenentfernung nur 2 erfolgreiche Nephrek-
tomien in der Welt vorgenommen worden wären. Czerny konnte
nun noch einen eigenen, erfolgreichen Fall hinzufügen.

Erste Nephrektomie bei einem Nierencarcinom
durch Czerny 1882

1882 erfolgte durch ihn die erste erfolgreiche Nephrektomie bei einem großen Nierentumor bei einer 38jährigen Patientin.

Erste partielle Resektion einer Niere
durch Czerny 1882

Die erste erfolgreiche, auch von Czerny durchgeführte partielle Nierenresektion bei einem Angiosarkom der Niere wurde am 16.11.1887 auch in Heidelberg durchgeführt. Damit bahnte sich ein Wandel von der Nephrektomie zur organerhaltenden Nierenchirurgie an, die derzeit das vordringlichste Ziel der modernen Nierenchirurgie darstellt.

Erste extrakorporale Entfernung eines Nierencarcinoms
durch Röhl 1974

Diese Entwicklung wurde besonders in Heidelberg forciert, wo 1974 Lars Röhl als erster auf dem europäischen Kontinent die extra-korporale Exstirpation eines Nierencarcinoms aus einer Solitärniere in der sogenannten "Werkbanktechnik" gelang. Bei diesem Verfahren wird die Niere exstirpiert, außerhalb des Körpers auf einer sogenannten "Werkbank" perfundiert und in mikrochirurgischer Technik der Tumor entfernt. Anschließend wird die Niere entsprechend den Regeln der Transplantationstechnik wieder in den Körper eingepflanzt.

Die Entdeckung Renin-produzierender Nierencarcinome
(Reninome) durch Linder 1947

Zwischen Blutdruck und Niere bestehen enge Verbindungen. Die Beziehung zwischen Nephrektomie wegen eines Nierentumors (Hypernephrom, Wilms-Tumor) und Senkung eines

Bluthochdruckes über Jahre hinweg wurde in Heidelberg 1947 gefunden (Linder 1947). Die biologische Untersuchung von Tumorgewebe zeigte höhere Pressoreffekte als beim umgebenden normalen Nierengewebe. Reninpositive Bezirke des Tumors konnten über mehrere Generationen in Zellkulturen nachgewiesen werden.

Erste perineale Prostatektomie beim Prostatacarzinom
durch Czerny 1887

In der operativen Therapie des Prostatacarcinoms wurde ebenfalls durch Czerny ein Anfang gesetzt. Die zu jener Zeit übliche Operation war die transvesicale Prostatektomie nach Bottini. 1887 führte Czerny in Heidelberg beim Prostatacarzinom die erste vollständige Prostatektomie über den Damm aus. Der Erfolg dieser ersten perinealen Prostatektomie bestätigte Czerny

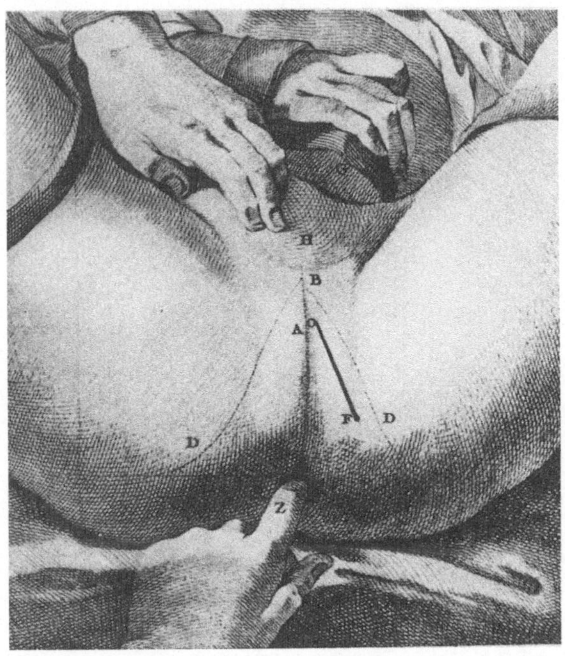

Abb. 40. Perinealer Zugangsweg zur Prostata nach Czerny

darin, diese Operationsmethode in der Folgezeit fast ausschließlich anzuwenden (Czerny 1905, Czerny u. Voelcker 1901).

Literatur

Czerny V (1905) Über Prostatectomie. Archiv für Klinische Chirurgie
77:156—163

Czerny V, Voelcker F (1901) Über Totalexstirpation der Prostata wegen
gutartigen Adenoms. Festschrift für Bottini. Palermo

Röhl L (1965) Pioniere der urologischen Chirurgie an der Universität
Heidelberg. Ruperto Carola 37:1—13

Simon G (1871—1876) Chirurgie der Nieren. Bd 1—2. Stuttgart

Voelcker F (1903) Behandlung der Prostatahypertrophie mit perinealer
Prostataectomie. Langenbeck's Archiv 71:1001—1023

Linder F (1947) Über blutdrucksteigernde Nierentumoren. Klin Wschr
31/32:498—502

Linder F, Schmidt-Gayk H, Feurle GE (1983) Malignancies of the Endo-
crine Glands. Jpn J Surg 13:459—469

EINFÜHRUNG DER ANTIÖSTROGENEN THERAPIE BEIM MAMMACARCINOM DURCH LINDER 1946

Das ausgehende 19. Jahrhundert brachte in der Behandlung des Brustkrebses wichtige Fortschritte: Die Radikalisierung der operativen Eingriffe (Rotter-Halstead) und die Erkenntnisse des Zusammenhangs zwischen Brustkrebs und Ovarialfunktion, die zur therapeutischen Kastration führte. "Es wirkt wie ein Paradoxon, es ist aber so: Die hormonelle Therapie des

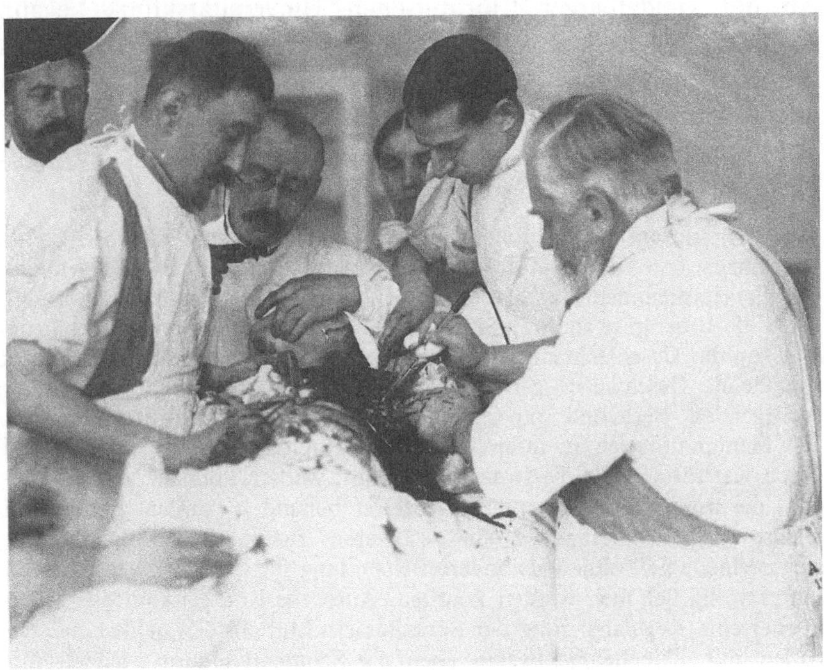

Abb. 41. Czerny bei einer Ablatio Mammae

75

Krebses hat, geschichtlich betrachtet, von einer Operation,
von der Kastration aus ihren Ausgangspunkt genommen!" (Bauer
1949).

Gemeint ist damit die beim metastasierenden Mammacarcinom von Schinzinger erstmals auf dem Deutschen Chirurgen-
kongreß 1889 vorgeschlagene Ovarektomie, die in den vierziger
Jahren erneut aufgegriffen wurde. In der Röntgenära trat an die
Stelle der operativen die radiologische Kastration. Der therapeutische Effekt erwies sich als der gleiche (Linder 1948).

Mit der Aufklärung der chemischen Konstitution der Sexual-
hormone und ihrer Synthetisierung wurde es möglich, auch auf
hormonalem Weg durch Zufuhr von Testosteron bzw. Oestrogen
eine Art von funktioneller Kastration durchzuführen. Die Verwendung des gegengeschlechtlichen männlichen Keimdrüsen-
hormons zur Behandlung des Mammacarcinoms kam auf, nachdem die antiandrogene Therapie des Prostatacarcinoms eine
günstige Beeinflussung des Tumors gezeigt hatte (Huggins 1941).
An der Heidelberger Chirurgischen Universitätsklinik begann
F. Linder im Jahre 1946 mit der hormonalen Therapie des
inoperablen Mammacarcinoms. Sowohl Testosteron als auch
das Corpus-luteum-Hormon (Progesteron) erzielten temporäre
Tumorregressionen bei Knochenmetastasen. Linder berichtet
1947 darüber:

"Die antiandrogene Behandlung des Prostatecarcinoms mit östrogenen
Substanzen bzw. durch Kastration hat ihr Analogon in der Behandlung
des metastasierenden Mammakrebses mit männlichem Geschlechtshormon.
Auch die Brustdrüse steht ähnlich wie die Prostata in hormonaler Abhängigkeit von der Geschlechtsdrüse, was mit gewissem Vorbehalt auch für davon
ausgehende Geschwülste gelten kann. — Tatsächlich besteht nach bisher
vorliegenden Berichten experimentell und klinisch auch der Verdacht,
daß Mammatumoren in ihrem Wachstum durch Östrogene gefördert und
durch Kastration bzw. Testosteron gehemmt werden können. Von 5 Kranken, die seit 6 Monaten mit Testosteron behandelt wurden, hatten drei
diffuse Knochenmetastasen mit schweren rheumatischen Schmerzen,
die in einem Fall ohne jede andere Behandlung für die Dauer eines halben
Jahres völlig behoben werden konnten. Auch die Röntgenkontrolle zeigte
hierbei eine Regularisierung der Spongiosastruktur. In den beiden anderen
Fällen mit Knochenmetastasen ebenfalls Schmerzlinderung, jedoch nur
für wenige Wochen. Während der Behandlung röntgenologisch Fortschreiten
der Metastasierung. Bei einer 4. Kranken mit einem exulzerierten Rezidiv

ging die fötide Sekretion auffallend schnell zurück, die Hautmetastasierung schritt jedoch weiter fort. Ein 5. Fall mit einer diffusen Lungenmetastasierung zeigte nach 3 monatiger Behandlung keine Änderung" (Linder 1947).

Die hormonelle Abhängigkeit einiger Carcinome hat die traditionelle Meinung über die Autonomie maligner Geschwülste im Laufe der Zeit geändert. Die Erkenntnis, daß hormonelle Veränderungen nicht nur die tumoröse Weiterentwicklung aufzuhalten vermögen, sondern sogar einen signifikanten Rückgang des Primärtumors oder der Metastasen bewirken, setzte sich in der Therapie immer mehr durch.

Literatur

Bauer KH (1949) Das Krebsproblem. Springer, Berlin, S 571

Bauer KH (1953) Hormone und Krebs. Dtsch Med Wschr 78:1525–1530

Bauer KH (1954) Über vorläufige Erfahrungen mit der doppelseitigen Adrenalektomie bei generalisierter Mammacarcinommetastasierung. Langenbecks Arch f Chir 279:111–112

Ehlers PN, Hienz HA (1958) Zellkernmorphologisches Geschlecht und hormonelle Beeinflußbarkeit des Mamma-Carcinoms. Langenbecks Arch f Chir 288:485–498

Ehlers PN (1970) Ergänzende Hormonbehandlung beim operablen Mammacarcinom. Langenbecks Arch f Chir 327:407–412

Linder F (1947) Chirurg 17/18:427

Linder F (1948) Über die hormonale Behandlung des inoperablen Mammakrebses. Chirurg 19:500–506

ELEKTROKOAGULATION DER HYPOPHYSE
BEI HYPOPHYSENTUMOREN 1948
UND BEI METASTASIERENDEN MAMMACARCINOMEN 1952
DURCH K.H. BAUER

Czerny setzte in Heidelberg die entscheidenden Grundlagen der Elektrochirurgie in der Behandlung von Tumoren. 1908 nahm er als erster die Elektrokoagulation von Rektumcarcinomen vor und erzielte in der Tat vorübergehende Erfolge. Nachdem Kirschner 1931 seine geniale Konstruktion eines individuell einstellbaren Zielapparates zur Elektrokoagulation des Ganglion Gasseri erprobt hatte, erwog er bereits damals die Möglichkeit einer Therapie der nur schwer zugänglichen Hypophysentumoren mit Hilfe der Elektrokoagulationspunktion (Kirschner 1931). Obwohl Kirschner seine Idee niemals selbst praktisch erprobte, war damit ein ganz entscheidender Weg gebahnt. Tierexperimentell konnte in den dreißiger Jahren eine tumorhemmende Wirkung durch Ausschaltung des Zentralorgans des endokrinen Systems, der Hypophyse, festgestellt werden (Ball u. Samuels 1932, 1938; Lacassagne 1937).

Den Gedanken Kirschners weiterverfolgend und beeindruckt von der hohen Mortalitätsrate bei der offenen chirurgischen Hypophysektomie führte K.H. Bauer am 12. April 1948 die Elektrokoagulation der Hypophyse auf transcraniellem frontalem Weg mit Erfolg in die Therapie der Hypophysentumoren ein. Die Vorteile waren offensichtlich. Die Operation bedeutete nur einen kleinen Eingriff, der wiederholt werden konnte und darüber hinaus in jedem Alter durchführbar war.

Innerhalb weniger Jahre wurde der Indikationsbereich der elektrochirurgischen Tumorreduktion erheblich erweitert. Aufgrund der Erkenntnis, daß zwischen der Funktion der innersekretorischen Drüsen, wie Ovarien, Nebennieren und der Hypophyse einerseits, sowie den Zellen des Mammacarcinoms andererseits eine enge Beziehung besteht, stellt die Ausschaltung der Hypophyse nach K.H. Bauer den "zentralsten Eingriff der endokrinen Therapie des Mammacarcinoms" dar. Aufbauend auf den Erfahrungen der percutanen Ausschaltung von Hypophysentumoren mit Hochfrequenzstrom nahmen K.H. Bauer und E. Klar 1952 die ersten Hypophysenausschaltungen bei metastasierenden Mammacarcinomen vor. Dabei benutzten sie den von ihnen inaugurierten paranasalen, transethmoidalen, transsphenoidalen Zugang durch das Os lacrimale mittels Punktion aus freier Hand.

RADIOGOLDIMPLANTATION DER HYPOPHYSE
BEI METASTASIERENDEN MAMMACARCINOMEN
DURCH K.H. BAUER UND E. KLAR 1955

Zwecks präziser Dosierung und protrahierterer und damit leichter zu kompensierender Hypophysenzerstörung ersetzten im Jahre 1955 K.H. Bauer und E. Klar unter Mitwirkung der Radiologen J. Becker und K.E. Scheer die Elektrokoagulation bei inkurablen Carcinomfällen durch die intraselläre Implantation von radioaktivem Gold. Bei gleichem Zugang und gleicher Technik mußte mit Hilfe eines Mandrins ein Golddrahtstückchen durch die hohle Koagulationsnadel in die Hypophyse vorgeschoben werden. Klar schreibt 1960 über diese Methode:

"Wie wir noch sehen werden, stehen die Ergebnisse der percutanen, transethmoidalen Hypophysenzerstörung denen der transcraniellen Hypophysektomie in nichts nach. Ganz im Gegenteil, der percutane Eingriff ist weit weniger belastend und gefahrlos" (Klar 1960).

Seit der ersten Elektrokoagulation im Jahre 1948 ist die Punktionstechnik aus freier Hand nahezu unverändert geblieben. Nachdem die ersten transethmoidalen Punktionen zunächst unter Röntgenkontrolle und später mit Hilfe eines Zielgerätes durchgeführt worden waren, wird seit 1958 die Lage der Nadelspitze mittels Bildwandlerdurchleuchtung beobachtet (Abb. 42).

Das eigentliche Instrumentarium besteht aus einer Hohlnadel mit einem spitzen harten Mandrin. Der innere Durchmesser der Hohlnadel beträgt 1 mm, der äußere 1,5 mm. Diese Nadel wird in Augenhöhe 2 mm oberhalb des Ligamentum palpebrale superius auf das Os lacrimale aufgesetzt, wobei der Bulbus mit dem Finger nach lateral abgedrängt wird. Läßt sich das Os lacrimale nicht ohne weiteres durchschlagen, so wird zur Schonung der Nadelspitze mit einem pfriemartigen kräftigeren Instrument dieser erste und einzige größere Widerstand überwunden.

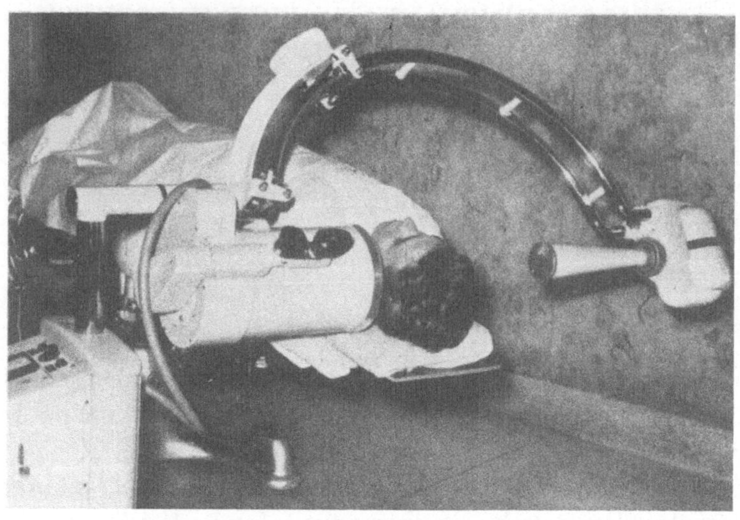

Abb. 42. Schirmbildverstärker am Operationstisch mit Einstellung
zur Kontrolle des Vorschiebens der Implantationsnadel (Bauer 1958)

Mit leichten Hammerschlägen wird die Nadel unter Kontrolle
des Schirmbildverstärkers bis zur Sellavorderwand vorgetrieben.
Der Winkel der Nadel zur Medianebene beträgt ca. 8°.

Ist die Nadel an der Vorderwand der Selle angelangt, wird der
Schirmbildverstärker in Sagittalrichtung umgeschwenkt und die
Nadel in ihrer Lage zur Körpermittellinie überprüft. Die Nadelspitze soll hier 1–2 mm vor der Medianebene liegen. Abwei-
chungen von 1–2 mm sind unbedenklich. Mit weiteren leichten
Hammerschlägen wird die Nadel soweit durch die Sella vorgetrieben, bis der Kanülenrand nach Rückziehen des Mandrins den
ersten Drittelpunkt der Sella erreicht hat. Die Spitze der Nadel
soll nicht mehr als 3 mm über dem Sellaboden liegen, da sonst die
Gefahr besteht, daß die Nadel das Tentorium sellae durchdringen
könnte (Abb. 43).

Bei richtiger Lage der Kanüle können die Seeds eingeführt
werden. Die auf etwa 2–5 Goldseeds verteilte Gesamtaktivität
pro Patient beträgt durchschnittlich 50 m C. Bei Implantation
von 50 m C Au^{198} errechnet sich die Strahlendosis in 7 mm
Abstand vom Implantat bei vollständigem Zerfall der Aktivität

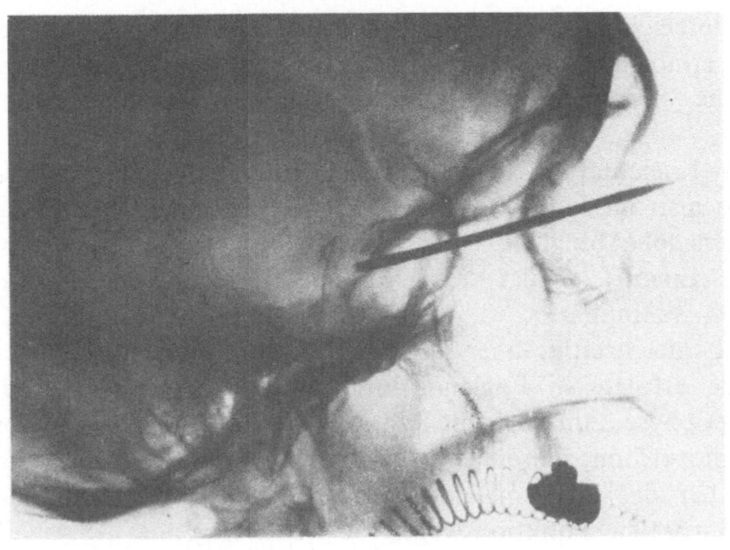

Abb. 43. Schädel mit Implantationsnadel in situ

zu 25 000 r. Hierbei ist nur die Gammastrahlung des Isotops angenommen.

Von der ersten Anwendung an bis zum Jahre 1966 wurde das Radiogold in England hergestellt und auf Abruf nach Heidelberg gebracht; deshalb waren langzeitige Absprachen mit den Patientinnen über deren stationäre Aufnahme notwendig. Seit dem 17. November 1966 wird das Gold im Nuklearmedizinischen Institut beim Deutschen Krebsforschungszentrum Heidelberg durch Bestrahlung in einem Kernreaktor auf die benötigte Aktivität gebracht.

Die benötigten Goldseeds werden unmittelbar vor Gebrauch (aus Gründen der Einfachheit, der zeitlichen Unabhängigkeit und der Kostenersparnis) aus einem neutronenbestrahlten Golddraht von 0,3 mm Stärke und 75 mm Länge angefertigt. Er wird nach der Aktivierung in eine inaktive Goldkapillare von 0,4 mm innerem und 0,8 mm äußerem Durchmesser eingeschoben und in einem Gerät aufbewahrt, das gleichzeitig als Strahlenschutz, als Abschneidegerät und zur Sterilisierung des Goldes dient, die bei 160° C in einem Trockenschrank erfolgt. Eine

Mikrometerschraube an der Vorderseite des zylindrischen Behälters ermöglicht die exakte Einstellung der benötigten Länge, und eine Abschneidevorrichtung erlaubt das Abschneiden der Seeds.

Zur Erleichterung der Seedeinbringung in die Hypophyse ersetzte man im Jahre 1960 die bisherige Hohlnadel durch eine Trichternadel (Abb. 44).

Der Eingriff erfolgt seit 1962 in Intubationsnarkose und dauert 6–8 Minuten.

Fast gleichzeitig, aber unabhängig von der Heidelberger Methode erfolgte in England durch Forrest die Implantation der Hypophyse, zunächst mit Radon, dann Radiogold und später mit Radioyttrium, allerdings auf transnasalem Weg. In Heidelberg wurde bei der Auswahl der Nuklide unter Berücksichtigung des paranasalen Punktionsweges der überwiegende γ-Strahler Au^{198} dem reinen β-Strahler Y^{90} vorgezogen, weil

1. Radiogold durch die γ-Strahlung eine größere Reichweite besitzt,
2. beim Radiogold eine unilaterale Implantation zur weitgehenden Zerstörung des Hypophysengewebes ausreicht, während Radioyttrium multilokular plaziert werden muß, was von einem einzigen Punktionsloch in erfordertem Maße unmöglich ist, und weil
3. die beim Radioyttrium somit notwendige binasale Punktion das Infektionsrisiko beträchtlich erhöht (Piotrowski 1971).

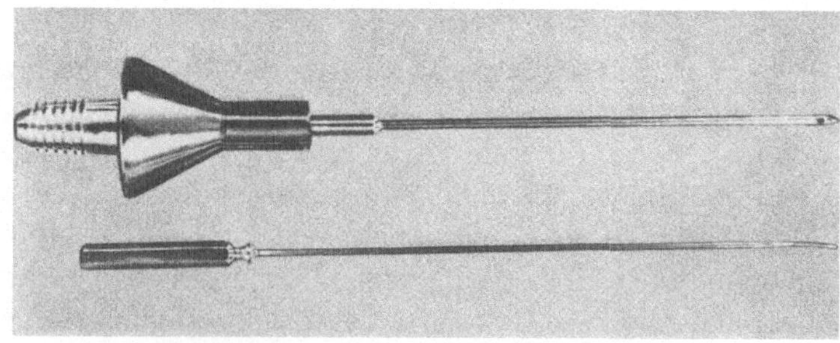

Abb. 44. Nadeln mit seitlicher Öffnung
zur paranasalen Hypophysenimplantation

Beide Isotopen müssen infolge ihrer kurzen Halbwertszeit nicht mehr aus dem Organismus entfernt werden (Scheer 1957). Die Radiogoldausschaltung der Hypophyse wurde bei den verschiedensten malignen Tumoren vorgenommen (Prostatacarcinome, Melanome, Uteruscarcinome, Seminome, Hodenteratome, Bronchialcarcinome, Sarcome). Das Hauptindicationsgebiet der Hypophysenausschaltung mit Radioisotopen wurde jedoch das metastasierende Mammacarcinom. Der Erfolg der Radiogoldimplantation beruht nicht auf einem lebensverlängernden Effekt, sondern auf einer subjektiven und objektiven Besserung, nämlich Rückbildung oder Stationärbleiben von Metastasen. Mit dieser Methode erzielte K.H. Bauer in der Tat beachtliche temporäre Ergebnisse. Unverdientermaßen geriet sie mittlerweile in Vergessenheit. Heute wird sie – im Gegensatz zu England – in Heidelberg kaum mehr angewandt, da anderweitige Methoden zur Verfügung stehen.

Literatur

Bauer KH (1951) Zur Behandlung von Hypophysentumoren. Langenbecks Arch klin Chir 267:164–165

Bauer KH (1953) Zur Chirurgie der Hypophyse und der Nebennieren. Langenbecks Arch klin Chir 274:606–632

Bauer KH (1956) Über die Hypophysenausschaltung bei inkurablen Krebsfällen mit Hilfe perkutaner intrasellärer Implantation von radioaktivem Gold. Langenbecks Arch klin Chir 294:438–445

Bauer KH (1960) Über Fortschritte der klin Krebspathologie. Langenbecks Arch klin Chir 295:54–72

Bauer KH, Klar E (1950) Die Elektrokoagulation als Behandlungsmethode von Hypophysentumoren. Bruns Beitr 180:321–328

Bauer KH, Klar E (1958) Zur Technik der perkutanen Hypophysenausschaltung durch radioaktives Gold. Chirurg 29:145–149

Bauer KH, Klar E, Sonder E (1956) Über die pathologisch-anatomischen Veränderungen an der Hypophyse nach Elektrokoagulation derselben. Langenbecks Arch klin Chir 281:420–426

Czerny V (1908) Über die Blitzbehandlung der Krebse. Arch f klin Chir 86:652–661

Forrest APM, Brown DAP (1955) Pituitary radon implant for breast cancer. Lancet I:1054

Kirschner M (1931) Zur Elektrochirurgie. Langenbecks Arch klin Chir 167:761—768

Klar E (1958) Die Behandlung von Hypophysentumoren auf perkutanem Weg mittels Elektrokoagulation bzw. Implantation von radioaktivem Gold. Langenbecks Arch klin Chir 289:450—454

Klar E (1960) Bericht über 456 Hypophysenausschaltungen mittels Elektrokoagulation bzw. Radio-Gold-Implantation auf percutanem, paranasalem Weg. Langenbecks Arch klin Chir 294:497—518

Klar E (1961) Zur Behandlung des metastasierenden Mamma-Carcinoms. Zbl Chir 86:497—499

Linder F (1964) Ergebnisse der Heidelberger Klinik mit der transcutanen Hypophysenausschaltung nach K.H. Bauer. Bull Soc Intern Chir 2: 227—229

Penzholz H, Piotrowski W (1971) Hat die Radiogoldimplantation bei Hypophysentumoren heute noch eine Berechtigung? In: Linder F, Ott G, Rudolph H (Hrsg) Diagnostische und therapeutische Fortschritte in der Krebschirurgie. Springer, Berlin Heidelberg New York S 125—134

Piotrowski W (1971) Hypophysenausschaltung mit Radioisotopen bei fortgeschrittenen Krebserkrankungen. In: Linder G, Ott G, Rudolph H (Hrsg) Diagnostische und therapeutische Fortschritte in der Krebschirurgie. Springer, Berlin Heidelberg New York, S 70—77

Scheer KW (1957) Interstitielle Therapie mit radioaktiven Isotopen. Strahlentherapie 102:506—510

Scheer KE, Klar E (1958) Die radiologische Hypophysenausschaltung durch Implantation von Au^{198}. In: Fellinger K, Vetter H. Radioactive Isotope in Klinik u. Forschung, Bd III. Urban & Schwarzenberg, München Berlin Wien, S 262—269

Scheer KE, Gudden F, Bekerus M (1959) Gesichtspunkte zur Wahl der Isotope für die radiologische Hypophysenausschaltung. Nucl Med 1:91—100

Scheer KE (1961) Probleme der radiologischen Hypophysenausschaltung. In: Gottron H und Mitarb, Krebsforschung u. Krebsbekämpfung, Bd IV. Urban & Schwarzenberg, München Berlin Wien, S 184—189

Scheer KE, Klar E (1965) Ergebnisse der transsphenoidalen Hypophysektomie mit Radiogold unter Berücksichtigung der Komplikationen, der Probleme der Nachbehandlung u. der hormonalen Kontrolle. In: Hoffmann G, Radio-Isotope in der Endokrinologie. Schattauer, Stuttgart, S 379—386

von Seemen H (1932) Allgemeine und spezielle Elektrochirurgie. Springer, Berlin

Winkler R (1981) Das colorectale Carcinom. Chirurg 52:201—211

CHIRURGISCHE ONKOLOGIE

Die Krebschirurgie hat — wie überall in der Welt — erst vom 19. Jahrhundert an einen entscheidenden Platz in der Arbeit der Heidelberger Chirurgie eingenommen. Neben der Entwicklung einer leistungsfähigen klinisch-operativen Disziplin durch neue Operationstechniken zeigte Czerny ein über die Grenzen der Chirurgie weit hinausgehendes therapeutisches Interesse, das ihn immer mehr auf die Krebsfrage hinlenkte.

Die Besichtigung des Krebsspitals Morosow in Moskau 1898 und des Krebsforschungszentrums Roswell Park in Buffalo 1901 ließen in ihm den Plan reifen, auch für Heidelberg ein derartiges Institut zu schaffen. Diese Einrichtung sollte unter anderem die Aufgabe haben, gerade die nicht operative Behandlung der bösartigen Neubildungen zu entwickeln.

Czernys unbeugsamer Energie ist es zu verdanken, daß alle Hindernisse beseitigt wurden, die der Verwirklichung dieser Idee im Wege standen. Im Jahre 1906 trat er von seinem Amt als Direktor der Chirurgischen Klinik in Heidelberg zurück und übernahm die am 1. Oktober 1906 mit großen Feierlichkeiten eröffnete Krebsforschungsstätte und eine eigene biologisch-chemische Abteilung im Samariterhaus (später Czerny-Haus genannt), als Vorläufer des heutigen Heidelberger Krebsforschungszentrums. Neben der klinischen Abteilung und den reich ausgestatteten Laboratorien wurde besonderer Werte auf die Ausstattung des strahlentherapeutischen Teiles der Anstalt gelegt. Czerny war fest überzeugt, daß nur in Zusammenwirkung von einer Operation mit spezifischen Carcinom-Heilmitteln (Serum) ein allmählicher Fortschritt in der Krebstherapie erzielt werden könne.

DAS SAMARITERHAUS

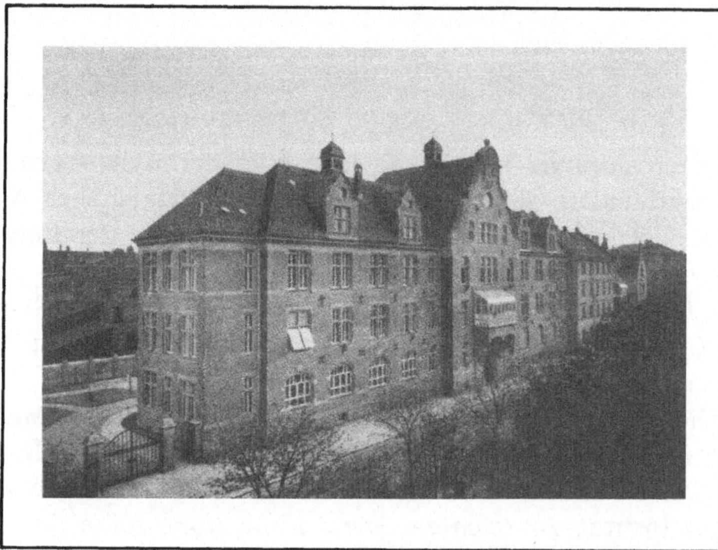

IN HEIDELBERG

VOSS=STRASSE 3

wurde im Jahre 1906 durch private Schenkungen gegründet zur Behandlung und Pflege gut= und bösartiger Neubildungen. Ausserdem werden auch Kranke aufgenommen, bei denen die Diagnose unsicher ist und Verdacht auf ein krebsartiges Leiden vorliegt.

Es bestehen Einrichtungen für operative und elektrische Behandlung nach den neuesten Methoden ⟨Fulguration, Lichtbogenoperation, Diathermie⟩, ferner für Röntgen=, Radium= und Serumtherapie.

Abb. 45. Das Samariterhaus (später Czerny-Klinik genannt)

Im Jahre 1928 formulierte K.H. Bauer die "Mutationstheorie der Geschwulstenentstehung".

Die Mutationstheorie ist bis zum heutigen Tage die umfassendste und gültigste Theorie der Krebsentstehung geblieben, weil die Änderung der Normalzelle zur Krebszelle immer noch am besten als ein mutatives Ereignis gedeutet werden kann. K.H. Bauer erkannte die Bedeutung chemischer exogener Noxen für die Krebsentstehung beim Menschen und rief nachdrücklich zur Krebsprävention durch Ausschaltung dieser Substanzen auf, so daß der Staat bereits frühzeitig einen mahnenden Anstoß für den Erlaß der Lebensmittelgesetze (wie z.B. mit dem Verbot des Buttergelbs) erhielt. Volle Bestätigung fand die 1943 von K.H. Bauer getroffene Voraussage, daß der radioaktive Strahler Thorotrast, den man seinerzeit zur Gefäßdiagnostik in der Medizin verwandte, Strahlenkrebs hervorzurufen vermag und in Folge dessen verboten werden mußte.

1949 erschien in der 1. und 1963 in der 2. Auflage K.H. Bauers große Publikation "Das Krebsproblem", das als erstes umfassendes Werk in der Weltliteratur experimentelle, morphologische, klinische und operative Aspekte brachte, und von einem Mann in einer breiten Gesamtschau geschrieben wurde (Bauer 1949).

Nach K.H. Bauers Emeritierung 1962, im Alter von 71 Jahren, ließ es die Dynamik seiner Persönlichkeit nicht zu, inaktiv zu werden. Mit seiner außergewöhnlichen Vitalität widmete er sich trotz erheblicher Schwierigkeiten der Gründung eines deutschen Krebsforschungszentrums in Heidelberg.

Am 25. September 1972 erreichte er mit der Fertigstellung des Krebsinstitutes sein großartigstes Lebensziel.

Die Ausweitung des Wissens über die Krebserkrankung führte zu einer beispielhaften interdisziplinären Kooperation der bei der Behandlung beteiligten Wissenschaftler und Kliniker, die 1966 auf Initiative von Fritz Linder erstmals zusammentraten. Seither trifft sich dieser Kreis einmal pro Woche in der Chirurgischen Universitätsklinik Heidelberg im Onkologischen Arbeitskreis und bespricht Problemfälle der Krebsbehandlung. Gerade der Chirurg, der in der interdisziplinären Behandlungskette mit seinen kurativen Bemühungen einen recht bevorzugten Platz einnimmt,

DAS
KREBSPROBLEM

EINFÜHRUNG IN DIE
ALLGEMEINE GESCHWULSTLEHRE

FÜR STUDIERENDE,
ÄRZTE UND NATURWISSENSCHAFTLER

VON

K. H. BAUER

O. Ö. PROFESSOR FÜR CHIRURGIE
AN DER UNIVERSITÄT HEIDELBERG

MIT 71 ZUM TEIL FARBIGEN ABBILDUNGEN

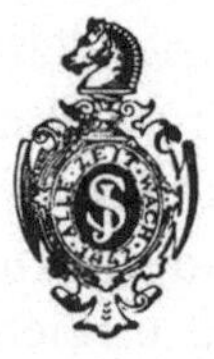

BERLIN · GÖTTINGEN · HEIDELBERG
SPRINGER-VERLAG
1949

Abb. 46. Titelseite "Das Krebsproblem" von K.H. Bauer (1949)

wird nur zu gerne mit den vorgenannten, adjuvanten oder palliativen Methoden multidisziplinär kooperieren.

Die besonderen Erfordernisse der chirurgischen Krebsbehandlung führten 1978 zur Eröffnung einer Sektion Onkologische Chirurgie, die durch die Unterstützung der Deutschen Krebshilfe unter der Leitung von Frau Dr. med. Mildred Scheel mit einem besonders günstigen Personalschlüssel besetzt werden konnte. 1979 hat Mildred Scheel auch eine Professur für onkologische Chirurgie (Prof. Bokelmann) gestiftet, deren Träger seinen Arbeitsplatz vorwiegend in dieser onkologischen Sektion erhalten hat. Neben der medizinisch-somatischen Nachbehandlung erscheint auch die soziale und berufliche Rehabilitation von großer Bedeutung, um den Lebenswert des Krebskranken ebenso wie den seiner Familie zu erhöhen.

Vielen bedeutet der Aufenthalt in einem Krankenhaus wie in der ambulanten Nachsorge eine erhebliche Milieuveränderung, deren wesentliches Merkmal in einem Gefühl der weitgehenden Überantwortung an die technisch-apparative Medizin bestehen kann. Vordringlich ist daher, daß die Umwelt des

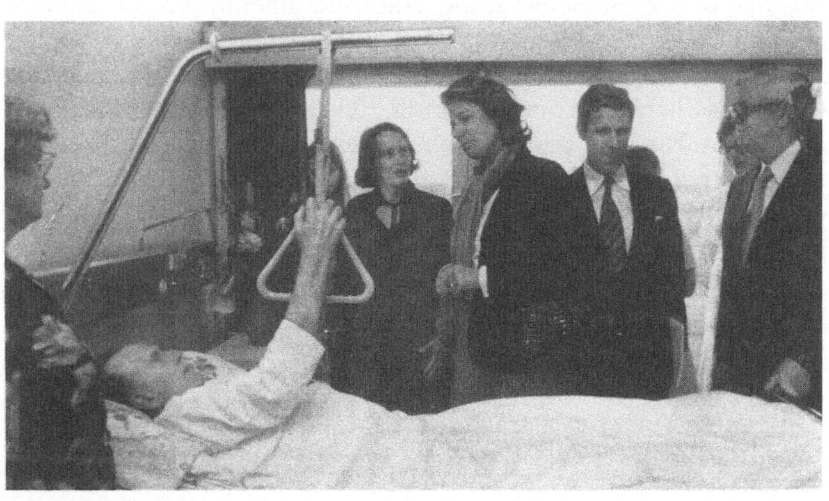

Abb. 47. Eröffnung der Sektion Chirurgische Onkologie in der Chirurgischen Universitätsklinik Heidelberg (von rechts: Prof. Dr. Linder, Prof. Dr. Bokelmann, Frau Dr. med. Mildred Scheel, Frau Dr. phil. Sellschopp)

Kranken so menschlich wie möglich beibehalten wird. Hierfür dürfte zusätzlich zu dem behandelnden humanitären Arzt auch für den erfahrenen Psychosomatiker oder Psychologen ein das somatische Behandlungsziel sinnvoll ergänzendes Aufgabenfeld wichtig sein.

Die Einrichtung einer solchen speziellen psychosomatischen Einheit für die Krebskranken wurde an der Heidelberger Chirurgie 1978 durch die Deutsche Krebshilfe (Dr. med. Mildred Scheel) unter der Leitung von Frau Dr. Sellschopp eröffnet. Diese psychosomatische Einheit bietet eine wichtige Beurteilungsmöglichkeit für den Modellcharacter einer wertvollen Zusatzform in der Krebsbehandlung.

Das Deutsche Krebsforschungszentrum (DKFZ) ist unter den größeren Institutionen seiner Art ohne eine eigene klinische Abteilung geblieben. Da die moderne Krebsforschung ohne die Einbeziehung des krebskranken Menschen aber nicht denkbar ist, mußte nach einem Modell für eine möglichst optimale Kooperation zwischen DKFZ und den klinischen Einrichtungen (vorwiegend der Universität) gesucht werden. Im Interesse einer solchen verbesserten Zusammenarbeit bildete daher die Universität, das DKFZ Heidelberg, die Stadt Mannheim und die Landesversicherungsanstalt Baden (Thoraxklinik Rohrbach) am 1. Januar 1979 die sogenannte Integrierte Onkologische Einrichtung (IOE), das heutige Tumorzentrum Heidelberg-Mannheim. Hauptaufgabe neben der bestmöglichen Versorgung der Tumorpatienten in der Region ist die Durchführung gemeinsamer Forschungsprogramme zwischen den Kliniken und theoretischen Instituten in Heidelberg-Mannheim und dem DKFZ.

Literatur

Amberger M (1986) Fritz Linder. In: Linder F, Amberger M. Chirurgie in Heidelberg. In: Doerr W (Hrsg) Semper apertus 209–212. Springer, Heidelberg New York Toyko
Bauer KH (1928) Mutationstheorie der Geschwulst-Entstehung. Springer, Berlin
Bauer KH (1949) Das Krebsproblem. Springer, Berlin

Czerny V (Hrsg) (1912) Das Heidelberger Institut für experimentelle Krebs-
forschung. 1. Teil: Geschichte, Baubeschreibung, wirtschaftliche Ver-
hältnisse, Leitungen des Instituts, Aktensammlung. Laupp, Tübingen
Linder F, Amberger M (1986) Chirurgie in Heidelberg. In: Doerr W (Hrsg)
Semper apertus 182–224. Springer, Berlin Heidelberg New York
Tokyo
Wagner G (1986) Krebsforschung in Heidelberg. In: Doerr W (Hrsg) Semper
apertus 225–257. Springer, Berlin Heidelberg New York Tokyo
Heidelberger Tageblatt v. 27.3.1979: Ein Akt der Humanität und der
ärztlichen Fürsorge.
Rhein-Neckar-Zeitung vom 27.3.1979: Das Ziel: Ein bundesweites Nach-
sorge-Netz.

AUSKLANG

Im vorhergehenden haben wir eine Reihe von Pioniertaten der Krebsbehandlung kennengelernt, deren Beschreibung notwendigerweise fragmentarisch bleiben mußte. Einige sind in unser Wissen übergegangen, ohne daß wir noch einen Bezug zu ihrer Entwicklung haben. Ein Rückblick erlaubt uns dank der besonderen Art dieser Erfahrung gegenüber dem medizinischen Weltgeschehen eine Distanz und die Möglichkeit, Mängel und Folgen der neuesten medizinischen Zeit klar zu erkennen.

Traditionsgemäß steht in der Krankenversorgung der Allgemeinchirurgie und in der Forschung die onkologische Chirurgie an zentraler Stelle. Die Zusammenarbeit mit Wissenschaftlern benachbarter Forschungsinstitute (DKFZ, MPI, EMBL, Institute der math. nat. Fak. etc.)bieten dabei alle Möglichkeiten für eine optimale onkologische Forschung. Schwerpunkte dieser Forschung sind zur Zeit das Colon- und das Rectumcarcinom sowie die Chirurgie primärer und sekundärer Lebertumoren und der Tumoren des endokrinen Systems.

Die Geschichte der Krebschirurgie in Heidelberg zeigt eine Kontinuität in der Verbindung des Genius loci und hervorragender, onkologischer Forscher.

Schließen wir mit dem Motto der 600-Jahr-Feier (1986) der Universität Heidelberg:

"Aus Tradition in die Zukunft"

DIE LEHRSTUHLINHABER FÜR CHIRURGIE
IN HEIDELBERG

1818–1864	Maximilian Joseph von Chelius
1865–1867	Karl Otto Weber
1867–1876	Gustav Simon
1877–1906	Vincenz Czerny
1906–1910	Albert Narath
1910–1918	Max Wilms
1918–1933	Eugen Enderlen
1933–1942	Martin Kirschner
1943–1962	Karl Heinrich Bauer
1962–1981	Fritz Linder
seit 1981	Christian Herfarth